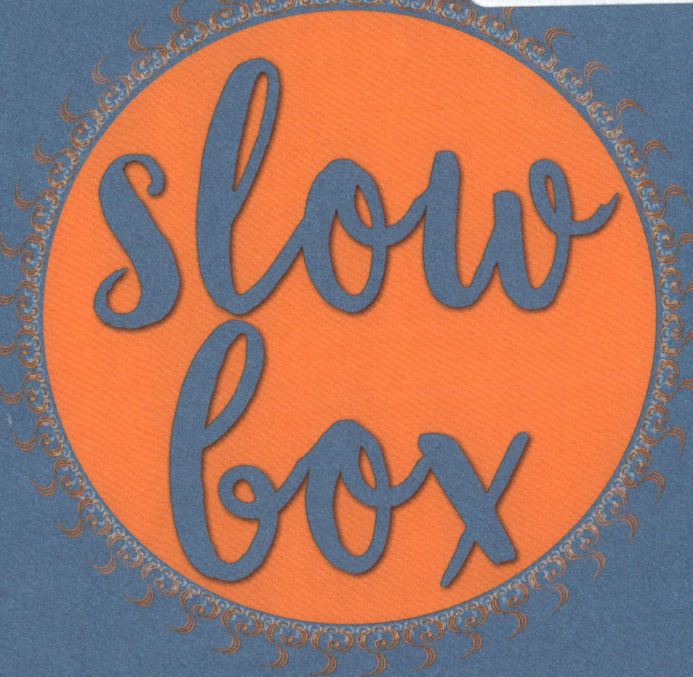

slow box

52 übungen zum innehalten

mein körper – mein tempel

mein atem – mein bewusstsein

meine gedanken – mein sein

meine gefühle – mein leben

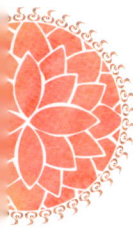

inhalt

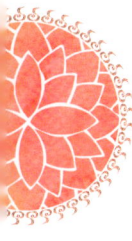

inhalt

vorwort

Das Kartenset ist wie ein Geschenk. Es ist dein Geschenk.
In diesem Geschenk wirst du viele Dinge entdecken, die du so eventuell noch nicht gehört, versucht oder betrachtet hast.
Ich ermutige dich, jedes einzelne Geschenk in Form dieser Karten genau zu durchleuchten und auszuprobieren. Denn im besten Falle können dir die Übungen helfen, ruhiger zu werden, dich selbst besser zu verstehen, oder aber auch unangenehme Situationen aus einem anderen Blickwinkel zu betrachten.

Du findest Übungen, die dir helfen können, innezuhalten, wahrzunehmen, anzunehmen. Übungen, die im positiven Sinne auf deinen Körper und Geist Einfluss nehmen. Ein Teil der Karten wird dich in eine andere Welt entführen und dabei deinen hochtourig laufenden Motor entschleunigen. Körper und Geist kommen zur Ruhe, was dir hilft, mehr in dein eigenes Bewusstsein zu kommen.

Mein Körper – mein Tempel
Mit einfachen Yogaübungen zu meinem körperlichen Bewusstsein kommen.

Mein Atem – mein Bewusstsein
Atemübungen, die mir helfen, innezuhalten und im Moment anzukommen.

Meine Gedanken – mein Sein
Meditations- und Entspannungsübungen, die meine Gedanken zur Ruhe bringen.

Meine Gefühle – mein Leben
Beobachtungen und Erkenntnisse meines Selbst, um mehr Leichtigkeit in mein Leben zu bringen.

Ich wünsche dir viel Freude beim Auspacken deines Geschenks und noch mehr Freude beim Entdecken deiner selbst.

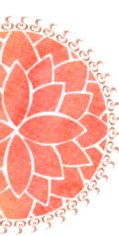

übungen zum innehalten – was bedeutet das?

Die Hälfte aller Deutschen fühlt sich gestresst und überfordert oder den unzähligen Herausforderungen im Alltag nicht gewachsen. Und sogar ein Drittel hat das Gefühl, ohne weitere Hilfe mit den Aufgaben des Lebens nicht mehr zurechtzukommen. Die Palette an Hilfsmöglichkeiten ist groß, wenn nicht sogar zu groß.

Wie kann ich erkennen, welche Form der Unterstützung diejenige ist, die mich nachhaltig wieder auf den richtigen Weg bringt?

Und – was ist eigentlich der richtige Weg?

Einfach ausgedrückt ist alles, was sich gut anfühlt, was Erleichterung und Klarheit in das Wirrwarr deiner Gedanken und Entspannung und Ruhe in deinen Körper und Geist bringt, erstmal als positiv anzusehen.

Ich denke, dass du dein Wohlbefinden sehr stark selbst beeinflussen und verändern kannst. Mit den Übungen zum Innehalten habe ich versucht, ein Fundament zu schaffen, welches deine eigene Kraft und deine eigenen Möglichkeiten wieder reaktiviert; welches deine Fähigkeiten der Selbstwahrnehmung und des bewussten Seins wieder in den Vordergrund rückt, welches dir Impulse gibt, dich selbst in einem anderen und klareren Licht zu sehen.

Das Kartenset ist in vier Kapitel aufgeteilt und enthält insgesamt 52 Übungen. Du kannst hierbei auf deine persönliche Entdeckungsreise gehen und die Übungen in beliebiger Reihenfolge ausführen. So richtest du deine Aufmerksamkeit auf einen der vier essenziellen Bereiche deines Selbst. Natürlich kannst du dabei auch nach der vorgegebenen Reihenfolge vorgehen – die Anordnung der Übungskarten im Set bietet dir in jedem Fall viel Abwechslung. Oder du ziehst nach deinem Gefühl eine beliebige Karte, und wenn sie dir gerade jetzt in diesem Moment zusagt, dann genieße das Eintauchen in die Ebene deines Körpers, deines Atems, deiner Gedanken oder deiner Gefühlswelt.

Eine andere Möglichkeit ist es, sich eine kleine Übungsreihe aus einer gewissen Anzahl von Karten zusammenzustellen: Zum Beispiel kannst du mit leichten Mobilisationsübungen beginnen. Nimm dir dann drei bis vier weitere Körper-Karten, suche dir eine für dich stimmige Atmungs-Karte und runde das Ganze mit einer Entspannungsreise ab.

Wenn sich für dich eine Übungszusammenstellung sehr stimmig und gut anfühlt, kannst du deine ausgewählten oder auch gebrauchten Karten in die dafür vorgesehene Seitentasche stecken.

Bevor du zu praktizieren beginnst, achte darauf, dass du vor allen Dingen die Schultern, den Rücken und die Beine vorbereitest. Hierfür eignen sich unter anderem die Mobilisationsübungen. Gehe nie in eine Körperübung, ohne aufgewärmt zu sein.

Der Atem ist eine wichtige Säule, um innehalten zu können und ins Bewusstsein zu kommen. Achte darauf, dass du immer durch die Nase ein- und ausatmest.

Versuche gerade bei den körperlichen Übungen, nicht zu ehrgeizig vorzugehen. Weniger ist mehr. Es geht um das achtsame Umgehen mit dir selbst und nicht darum, irgendetwas erreichen zu müssen.

Mein Körper – mein Tempel

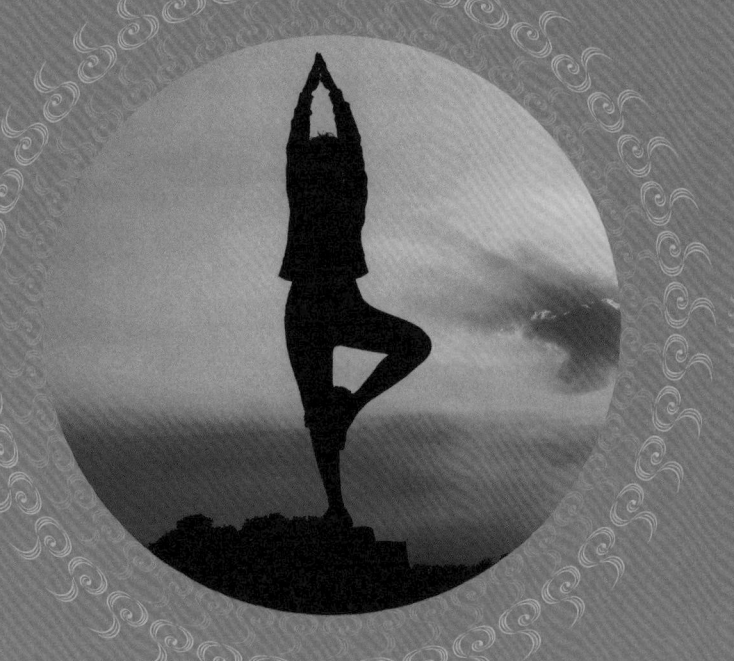

mit einfachen yogaübungen
zu meinem körperlichen bewusstsein kommen.

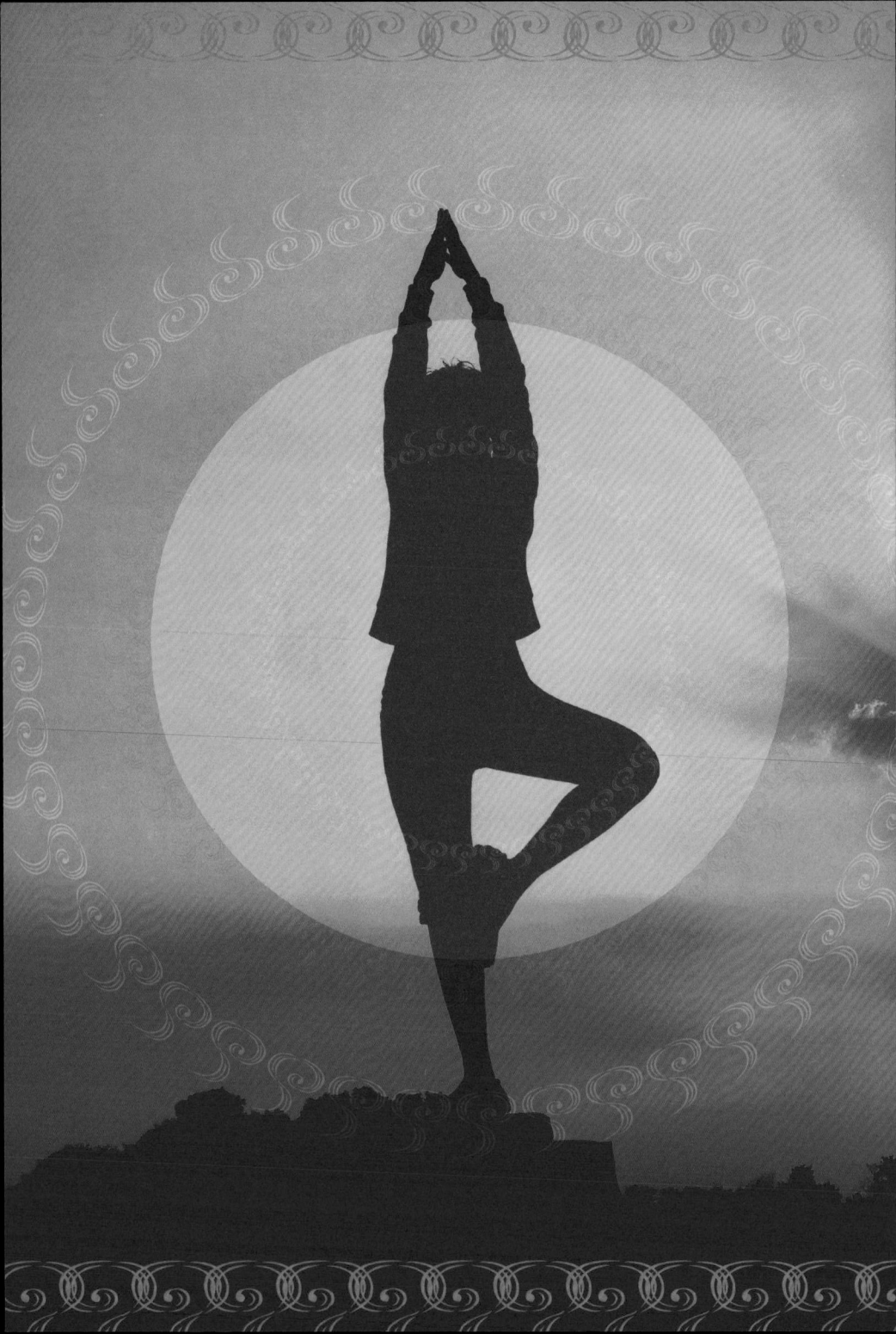

Mein Atem –
mein Bewusstsein

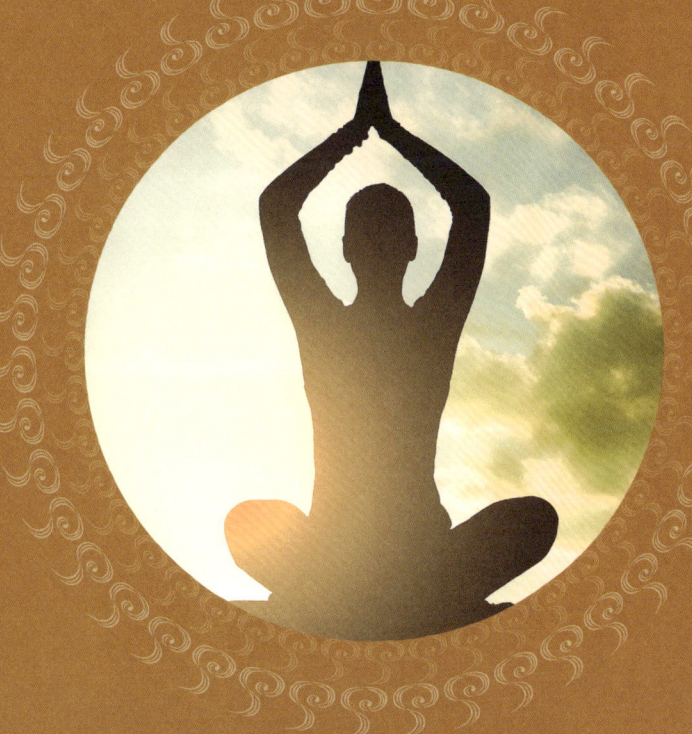

atemübungen, die mir helfen, innezuhalten
und im moment anzukommen.

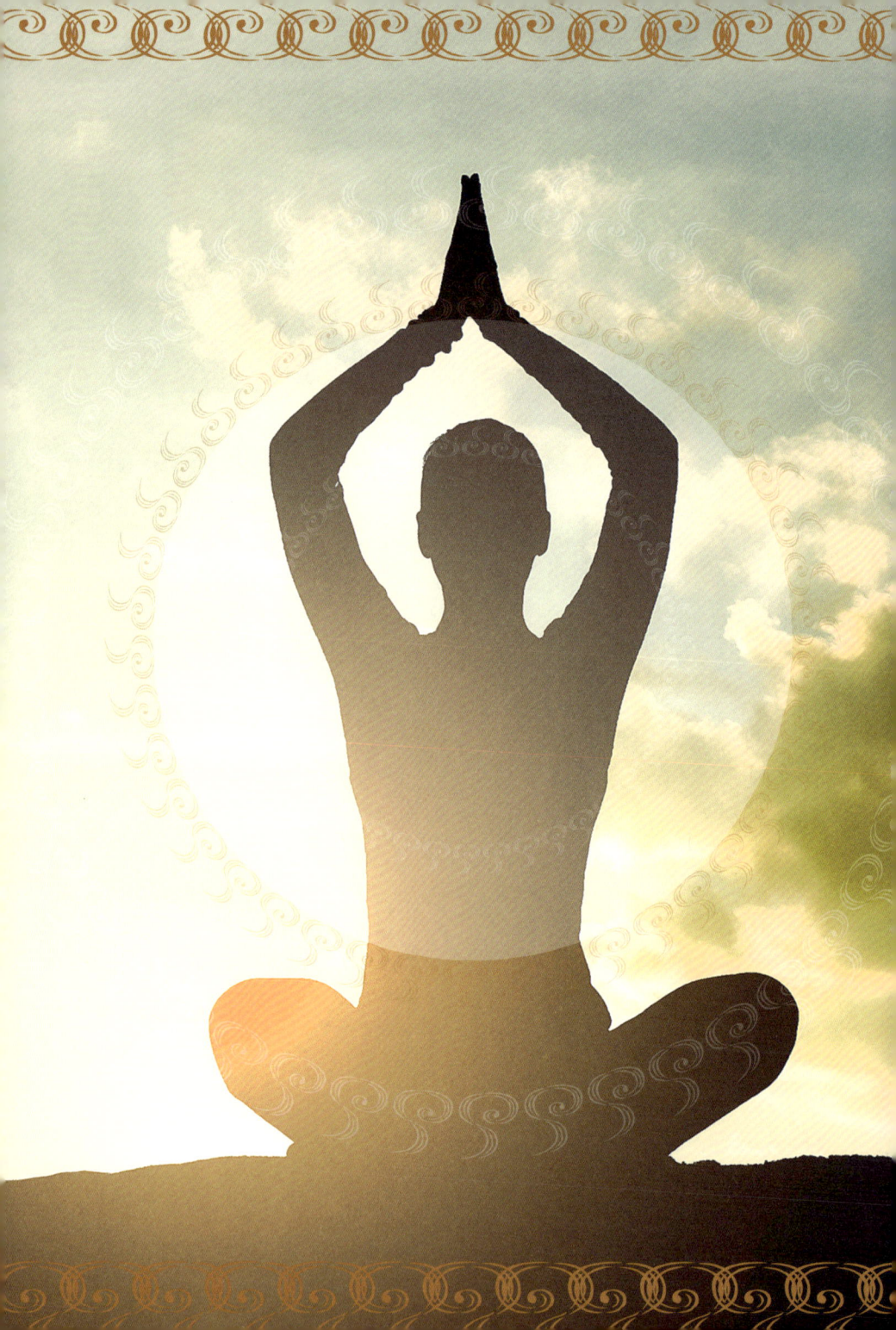

Meine Gedanken – mein Sein

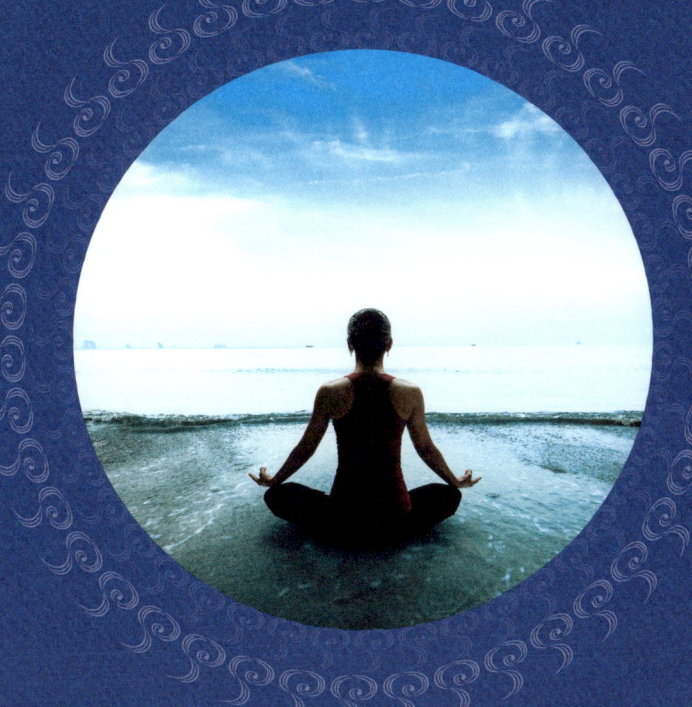

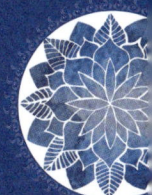

meditations- und entspannungsübungen,
die meine gedanken zur ruhe bringen.

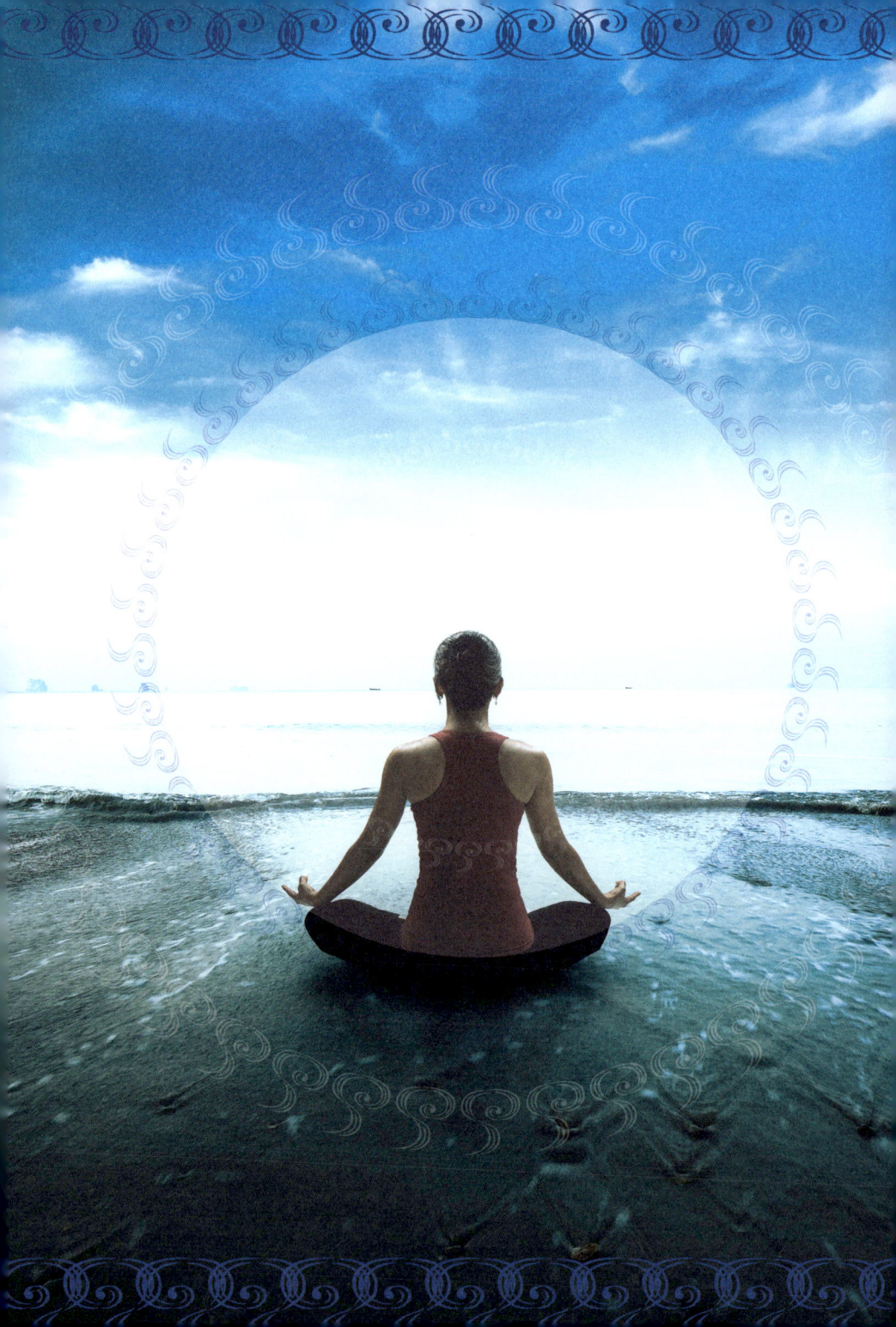

Meine Gefühle – mein Leben

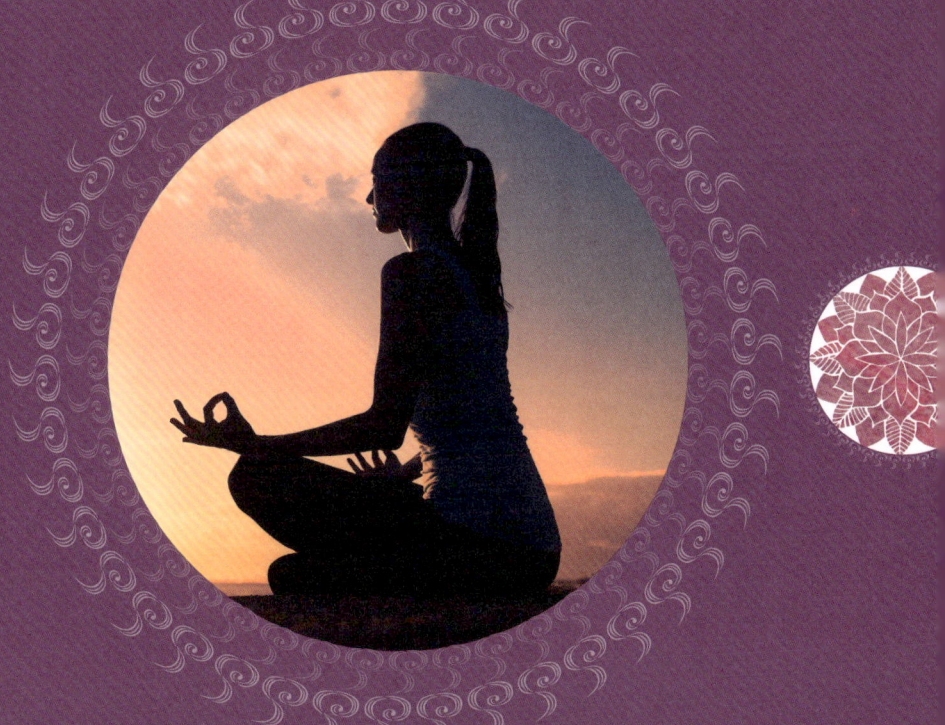

beobachtungen und erkenntnisse meines selbst,
um mehr leichtigkeit in mein leben zu bringen.

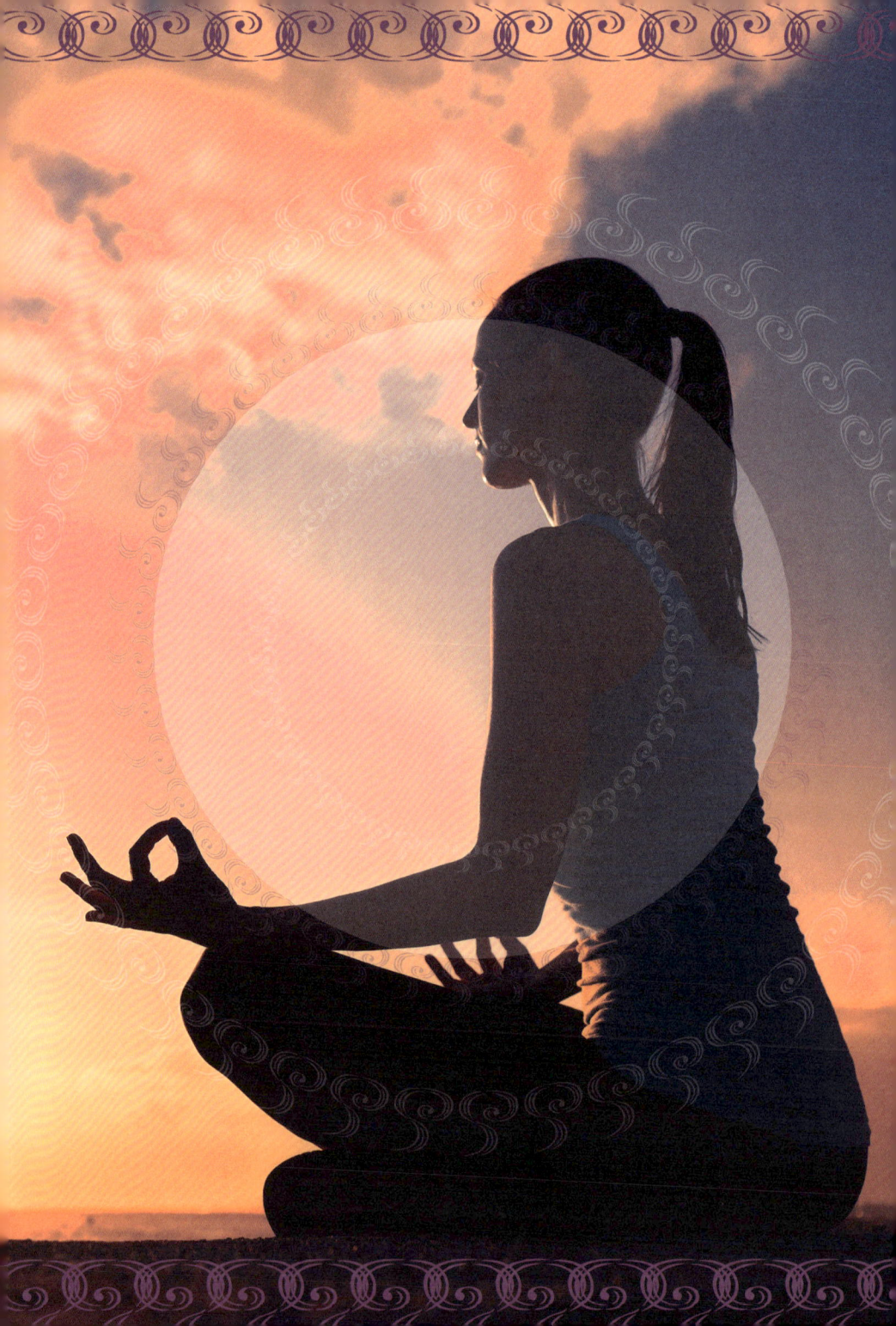

harmonische bewegung zum ankommen

1. sufi-kreise

- Setze dich mit gekreuzten Beinen (im Schneidersitz) auf deine Yogamatte bzw. an den Rand deiner gefalteten Decke (damit das Becken ein wenig nach vorne kippt und somit eine leichtere Streckung der Wirbelsäule erwirkt).

- Die Wirbelsäule ist aus dem unteren Rücken heraus aufgerichtet, die Schultern und Beine sind entspannt.

- Wenn du möchtest, schließe sanft die Augen und nimm einige tiefe, bewusste Atemzüge. Mit jeder Einatmung kommst du hier in diesem Moment an. Mit jeder Ausatmung lässt du mehr und mehr los. Wir beginnen mit den Sufi-Kreisen.

- Kreise langsam mit deinem Oberkörper in eine Richtung. Deine Beine und dein Becken sind stabil, das Gesicht und die Schultern entspannt.

- Versuche, nicht zu viel zu denken oder beeinflussen zu wollen. Lass dich treiben. Übe so, wie es sich für dich in diesem Moment gut anfühlt.

- Nach einiger Zeit werden die Kreise etwas kleiner und ganz allmählich pendelst du dich ein, kommst zurück in deine Mitte. Spüre dein Zentrum.

- Nimm einen tiefen Atemzug. Halte die Augen weiterhin geschlossen, wechsle deine Beine und setze dich nochmal bewusst aufrecht hin.

- Nun beginne mit den Sufi-Kreisen in der anderen Richtung. Nach einiger Zeit werden die Kreise wieder kleiner und du findest dich in deiner Mitte ein.

- Bleibe noch für eine Weile in der Stille und spüre nach.

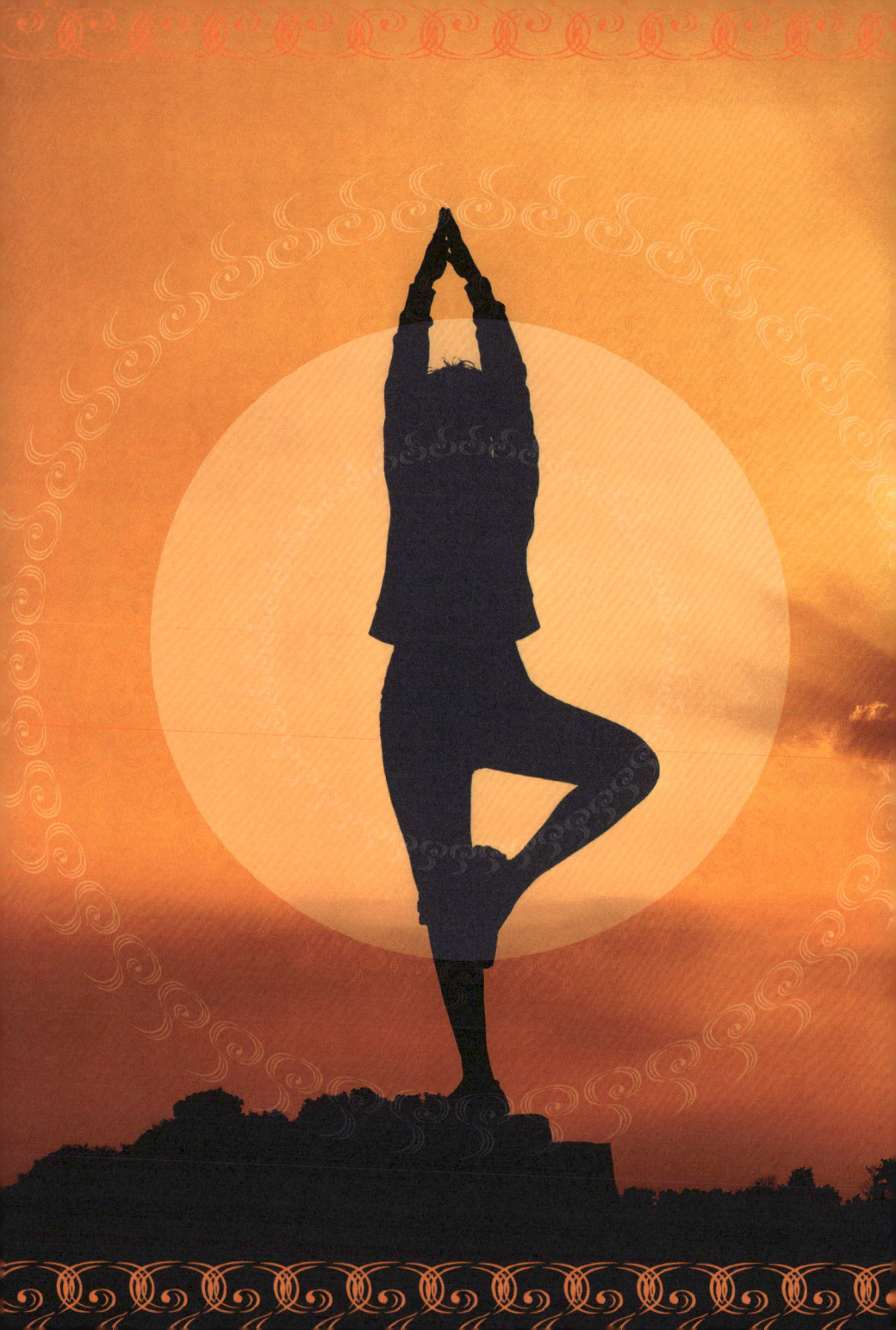

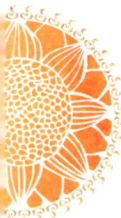

achtsames spüren

2. atem wahrnehmen

- Komme auf einer Yogamatte oder Decke auf deinem Rücken zum Liegen.

- Die Beine sind hüftbreit geöffnet, deine Füße fallen nach außen. Die Arme liegen neben deinem Körper. Deine Augen sind geschlossen.
  Neige das Kinn leicht nach unten, sodass der Nacken lang und somit entspannt ist.

- Nimm einen tiefen, bewussten Atemzug und spüre die Auflagepunkte deines Körpers (Hinterkopf, Schulterblätter, Becken, Beine, Fersen) mit dem Boden verbunden.

- Versuche, deine Aufmerksamkeit auf deinen Atem zu lenken. Nimm deinen Atem in diesem Moment wahr. Spüre, wo und wie er fließt. Wahrnehmen, annehmen, nichts beeinflussen. Bleibe für einige Atemzüge in dieser Aufmerksamkeit.

- Nun übe ganz bewusst einige tiefe, gleichmäßige und langsame Atemzüge. Versuche, ganz achtsam und sanft mit dir, deiner Atmung und deiner Wahrnehmung umzugehen.

- Falls Gedanken aufkommen, bringe dich wieder zurück zur Beobachtung deines Atems. Wenn die Gedanken dein Tun immer noch beeinflussen, kannst du sie an eine vorüberziehende Wolke hängen. Gib sie ab und lasse sie los.

- Alles ist gut. Jetzt. In diesem Moment.

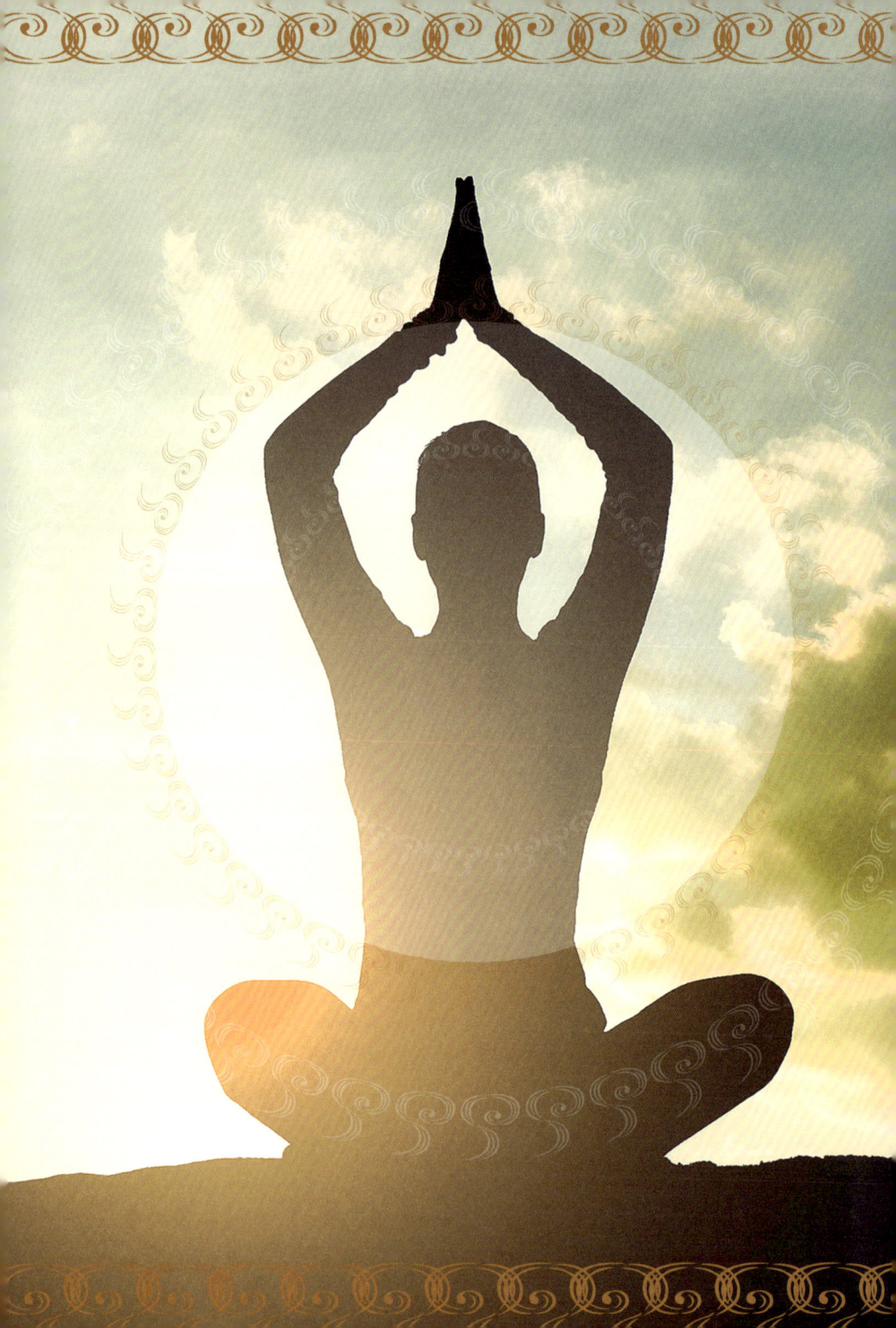

belebung und entspannung

3. schultermobilisation

- Komme auf deiner Matte mit gekreuzten Beinen zum Sitzen. Deine Wirbelsäule ist aufgerichtet, Gesicht, Schultern, Beine entspannt.

- Bringe deine Fingerspitzen auf deine Schultern und bewege deine Ellbogen vor deinen Brustkorb. Die Spitzen der Ellbogen berühren sich. Deine Finger haben während der gesamten Übung Kontakt zu deinen Schultern.

- Mit der nächsten Atmung öffnest du deine Arme in einer Kreisbewegung von der Mitte aus nach außen und oben bis hinter den Kopf, dabei bleiben die Fingerspitzen immer auf den Schultern.

- Beschreibe mit deinen Armen, geführt durch deine Ellbogen, einen großen Kreis. Wenn deine Arme hinter deinem Oberkörper sind, weite deinen Brustkorb, sodass sich dein Herz öffnen kann.

- Dann führe deine Ellbogen wieder nach unten und zurück zur Mitte vor deinen Brustkorb. Übe diesen Teil der Schultermobilisation sechs bis zwölf Mal.

- Danach beschreibe einen großen Kreis in die andere Richtung. Zu Beginn berühren sich die Ellbogenspitzen und dann beginnst du, mit der Kreisbewegung deine Ellbogen nach unten bis hinter den Oberkörper und von oben nach unten wieder zurück zur Mitte zu führen.

- Achte darauf, dass du deine Schultern nicht nach oben ziehst, sondern die Bewegung aus den Schultergelenken heraus kommt. Auch diese Richtung sechs bis zwölf Mal üben.

- Zum Abschluss kreise deine Schultern sanft mit herabhängenden Armen einige Male nach vorne und nach hinten. Schließe dabei die Augen und spüre nach.

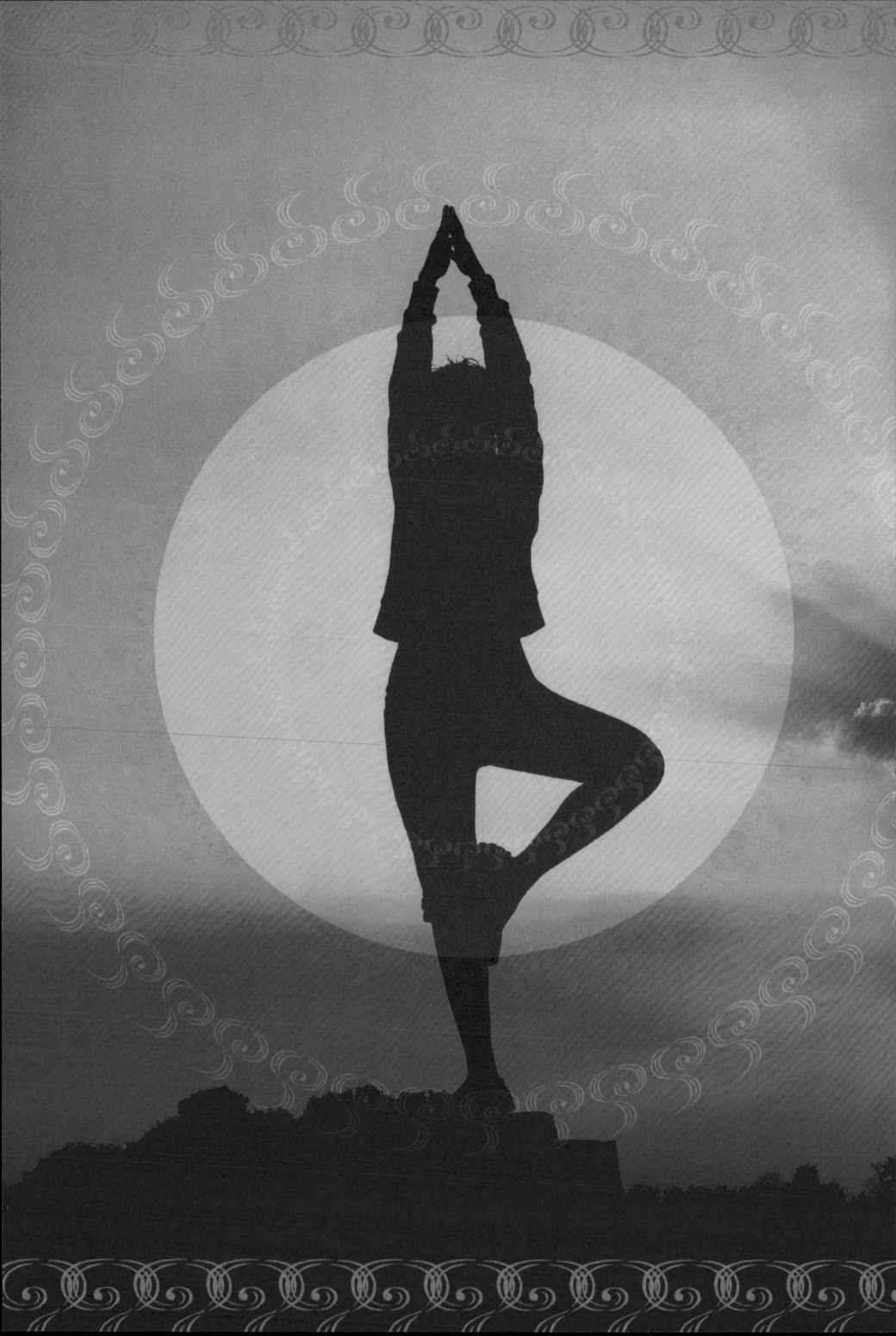

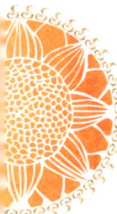

4. öffnende brustkorbatmung

- Falte eine Decke zwei Mal und rolle diese dann so zusammen, dass sie der Länge deines Oberkörpers entspricht. Positioniere sie der Länge nach auf deiner Matte und setze dich mittig an das untere Ende der Decke.

- Mit der nächsten Ausatmung legst du dich nach unten ab, deine Wirbelsäule kommt genau auf der Mitte der Rolle zum Liegen. Deinen Kopf kannst du auf die Rolle legen oder außerhalb, was den Nacken aber leicht überstreckt. Deine Beine sind ausgestreckt, die Füße fallen entspannt nach außen. Richte dich so aus, dass du keinen Schmerz verspürst. Wenn doch, verkleinere die Rolle.

- Nun schließe die Augen und spüre die leichte Öffnung im Brustkorb. Deine Hände liegen neben deinem Körper auf dem Boden, die Handflächen sind nach unten gedreht. Nimm einige bewusste Atemzüge in den Bauchraum.

- Als Nächstes leite deinen Atem achtsam in den Brustkorb. Dies mag anfangs nicht so einfach erscheinen. Gib dir Zeit und lasse dich auf die Führung des Atems ein.

- Mit der nächsten Brustkorb-Einatmung bringst du deine Arme ausgestreckt nach vorne und weiter nach oben bis über den Kopf und legst die Handrücken (wenn es geht) auf den Boden hinter dir ab. Kurze Atempause. Mit der nächsten Ausatmung bringst du deine Arme ausgestreckt langsam wieder zurück. Einatmend Arme nach hinten, ausatmend zurück nach vorne.

- Spüre das Weiten deines Brustkorbes mit der Einatmung und die Entspannung mit der Ausatmung. Zugleich mobilisieren wir die Schultergelenke, was nachhaltig zu einem entspannten Nacken führen kann. Wiederhole diese Einheit mindestens zwölf Mal. Bleibe danach für einige Momente liegen.

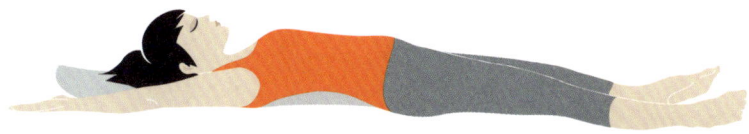

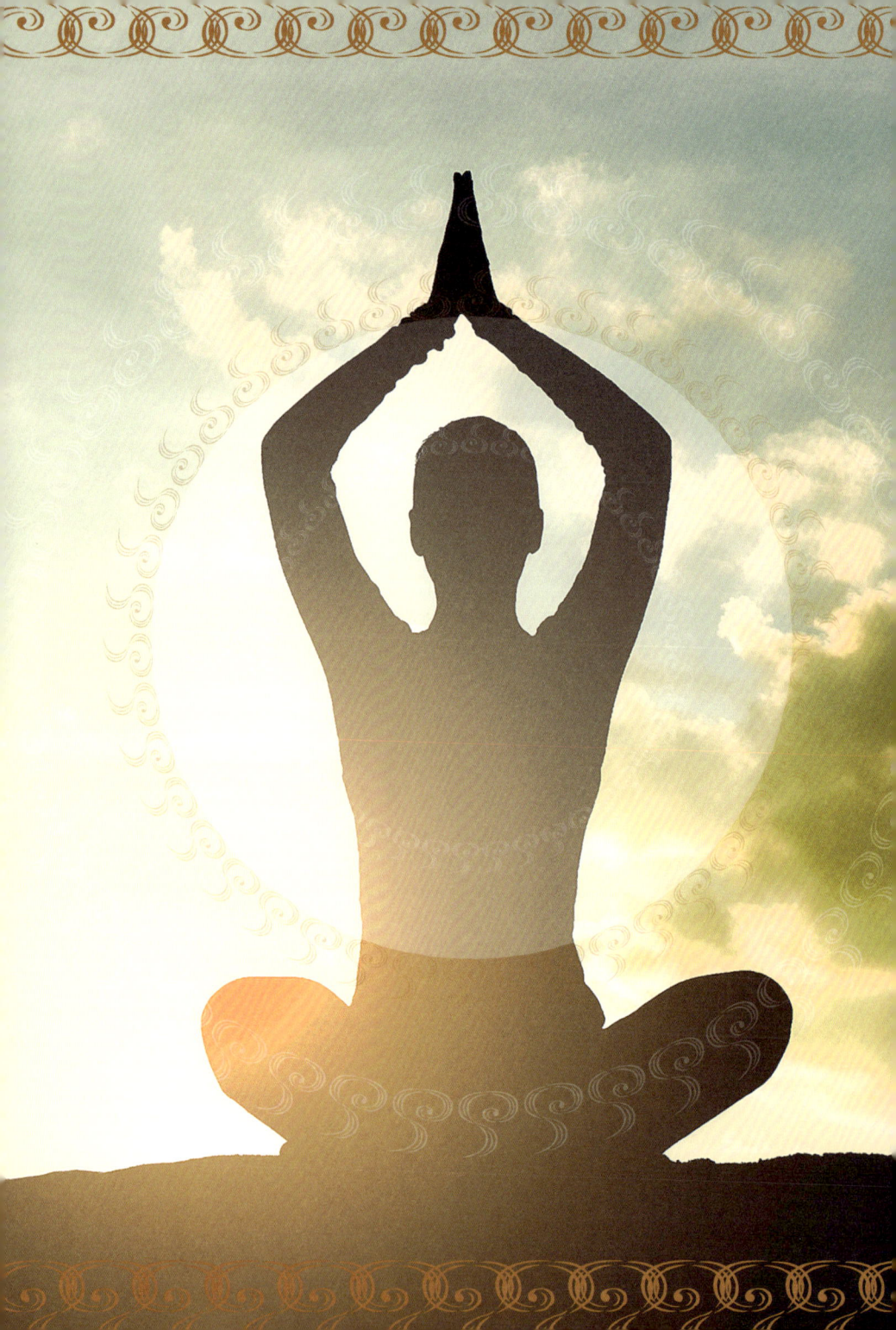

herzöffnung zu mir und allen anderen

5. kobra (bhujangasana)

- Komme auf der Yogamatte auf deinem Bauch zum Liegen. Lege deine Stirn auf und winkle deine Arme so an, dass du deine Hände flach auf der Matte ablegen kannst, genau unterhalb deiner Schultern.

- Schaffe Länge in den Beinen, bewusst und achtsam bewegst du sie leicht nach unten aus den Hüftgelenken heraus. Deine Fußrücken liegen flach auf, die Beine sind geschlossen.

- Drücke dein Schambein sanft in den Boden und hebe deinen Oberkörper mit der Einatmung aus der Kraft deines Rückens langsam nach oben. Zu Beginn kannst du deine Arme als Stütze verwenden. Doch solltest du den Oberkörper nur so weit nach oben anheben, wie du ihn ohne deine Armkraft halten kannst. Die Schultern nicht nach oben ziehen, sondern sanft nach hinten drehen.

- Vergiss nicht, bei dieser etwas herausfordernden Haltung tief zu atmen. Einatmung in den Brustkob, um ihn dabei zu weiten, Ausatmung in den unteren Rücken, um diesen aus der Spannung herauszubringen.

- Bleibe für einige Sekunden in der Kobra und dann komme mit der Ausatmung wieder nach unten auf den Boden. Du kannst, wenn du dich gut fühlst, noch zwei bis drei Mal diese Übung wiederholen.

- Dann bringe deine Arme vor den Kopf auf den Boden und lege deine Hände mit den Handflächen nach unten übereinander. Deinen Kopf positionierst du mit einer Wange mittig auf deinen Händen, die Beine sind ausgestreckt und hüftbreit geöffnet. Bringe deine Zehen nach innen, sodass sie sich berühren, deine Fersen fallen nach außen. Dies ist eine wunderbare Entspannungshaltung nach dieser Asana.

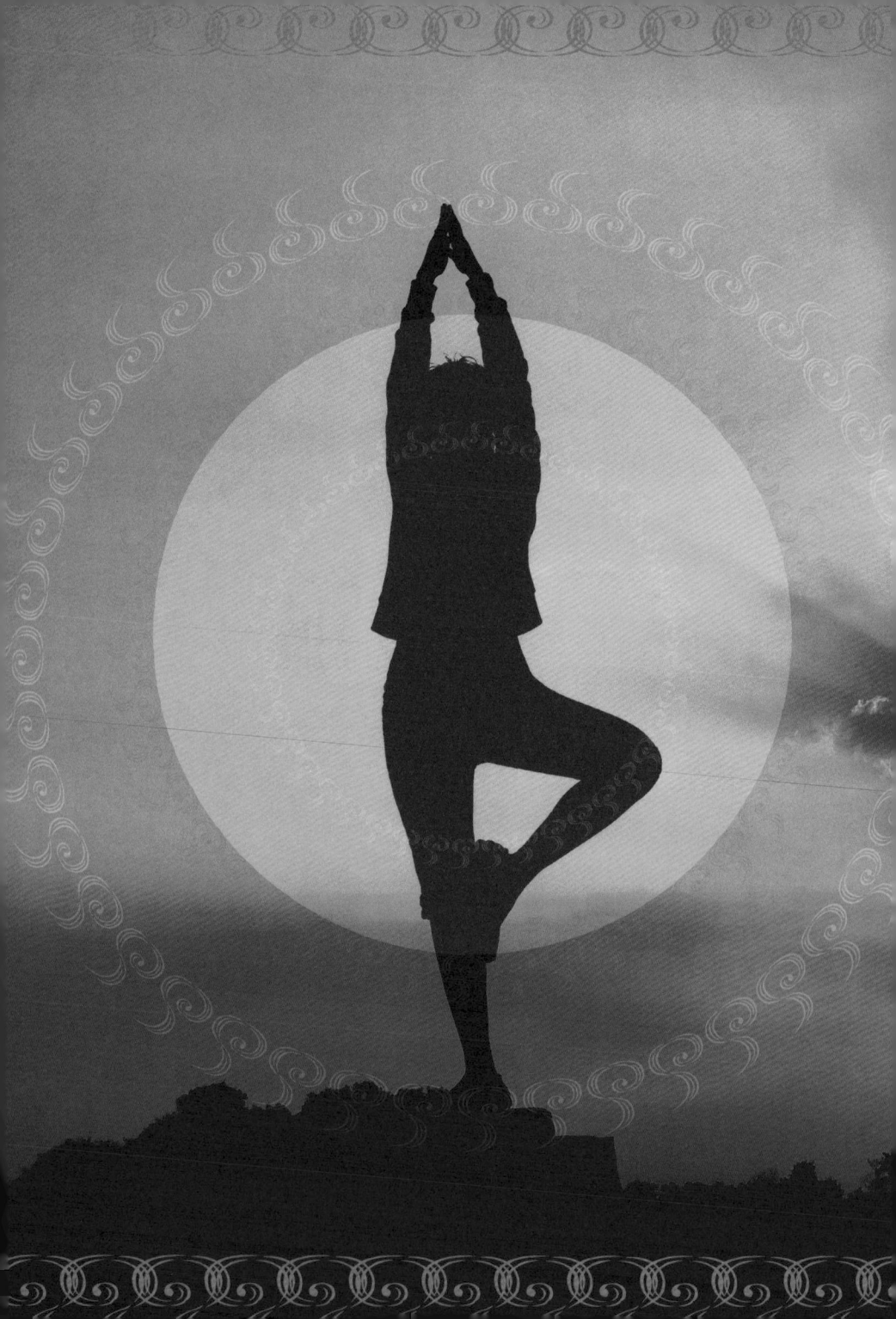

ein flexibler rücken für ein flexibles sein

6. rückenmobilisation

- Komme auf deiner Yogamatte am Rand einer gefalteten Decke zum Sitzen. Sitze so hoch, dass du deine Wirbelsäule entspannt aufrichten kannst. Es hilft, sich an den Rand der Decke zu setzen, da dadurch das Becken leicht nach vorne kippen kann und der Druck von den Beinen und Hüften genommen wird.

- Bringe nun die Arme nahe am Oberkörper angewinkelt ein wenig nach oben und drehe die Handflächen nach oben.

- Mit der nächsten Einatmung führe deine Arme in dieser Position langsam nach hinten und öffne dabei deinen Brustkorb, indem du etwas ins Hohlkreuz gehst. Den Kopf nur leicht nach hinten neigen. Achte darauf, dass du die Schultern nicht nach oben ziehst.

- Mit der nächsten Ausatmung führe die Arme langsam wieder nach vorne und strecke sie dabei. Der Oberkörper wird rund, die Schultern sind entspannt.

- Wiederhole diese sanfte Mobilisation der Wirbelsäule einige Male.

- Gerne kannst du diese Übung immer mal wieder in deinen Tagesablauf integrieren. Wenn du zum Beispiel sehr lange vor dem Computer sitzt oder sich bei anderen Tätigkeiten eine Anspannung im Rücken einstellt, dann gib dir einige Minuten Zeit, um diese mobilisierende und entspannende Übung zu praktizieren.

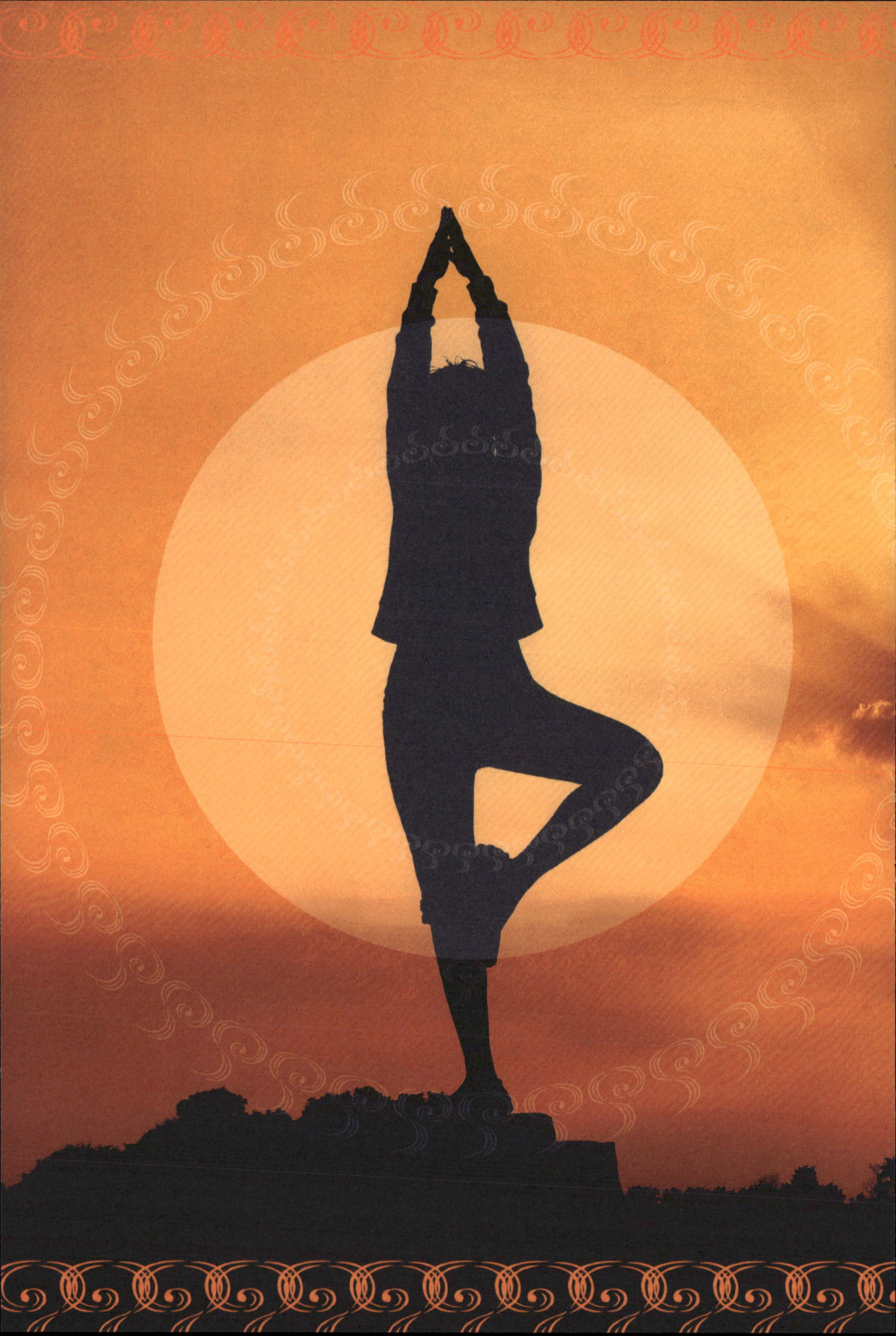

achtsamkeit beginnt ganz oben

7. nackenentspannung (brahma mudra)

- Setze dich bequem im Schneidersitz auf den Boden oder auf einen Stuhl. Wenn du auf einem Stuhl sitzt, achte darauf, dass die Füße Kontakt zum Boden haben und dein Oberkörper ein wenig von der Lehne entfernt ist.

- Die Wirbelsäule ist aufgerichtet, dein Kopf in einer entspannten, mittig ausgerichteten Position, deine Augen sind geschlossen.

- Nimm einige tiefe, bewusste Atemzüge und lege deine Hände auf die Oberschenkel.

- Mit der nächsten Einatmung richte dich noch mal auf, mit der Ausatmung senke deinen Kopf sanft nach vorne ab. Mit der Einatmung wieder zurück zur Mitte, mit der Ausatmung neige den Kopf leicht nach hinten. Mit der folgenden Einatmung wieder zurück zur Mitte.

- Mit der nächsten Ausatmung drehe (nicht neigen) den Kopf langsam nach rechts, während des Einatmens zurück zur Mitte, mit dem Ausatmen nach links, und bei der Einatmung wieder zurück ins Zentrum.

- Wiederhole diese Übungsabfolge mehrere Male achtsam und langsam, um die Nackenmuskulatur schonend auf die Dehnung vorzubereiten. Mit der Zeit kannst du den Kopf eventuell etwas tiefer senken oder weiter zur Seite drehen. Doch gehe nie bis zur Schmerzgrenze.

- Nach einer Weile wirst du eine gewisse Leichtigkeit und Flexibilität im Nackenbereich spüren.

- Hierbei werden auch die Gedanken beruhigt, etwaige Kopfschmerzen können damit gelindert werden und du kommst wieder mehr zurück ins achtsame Tun und Sein.

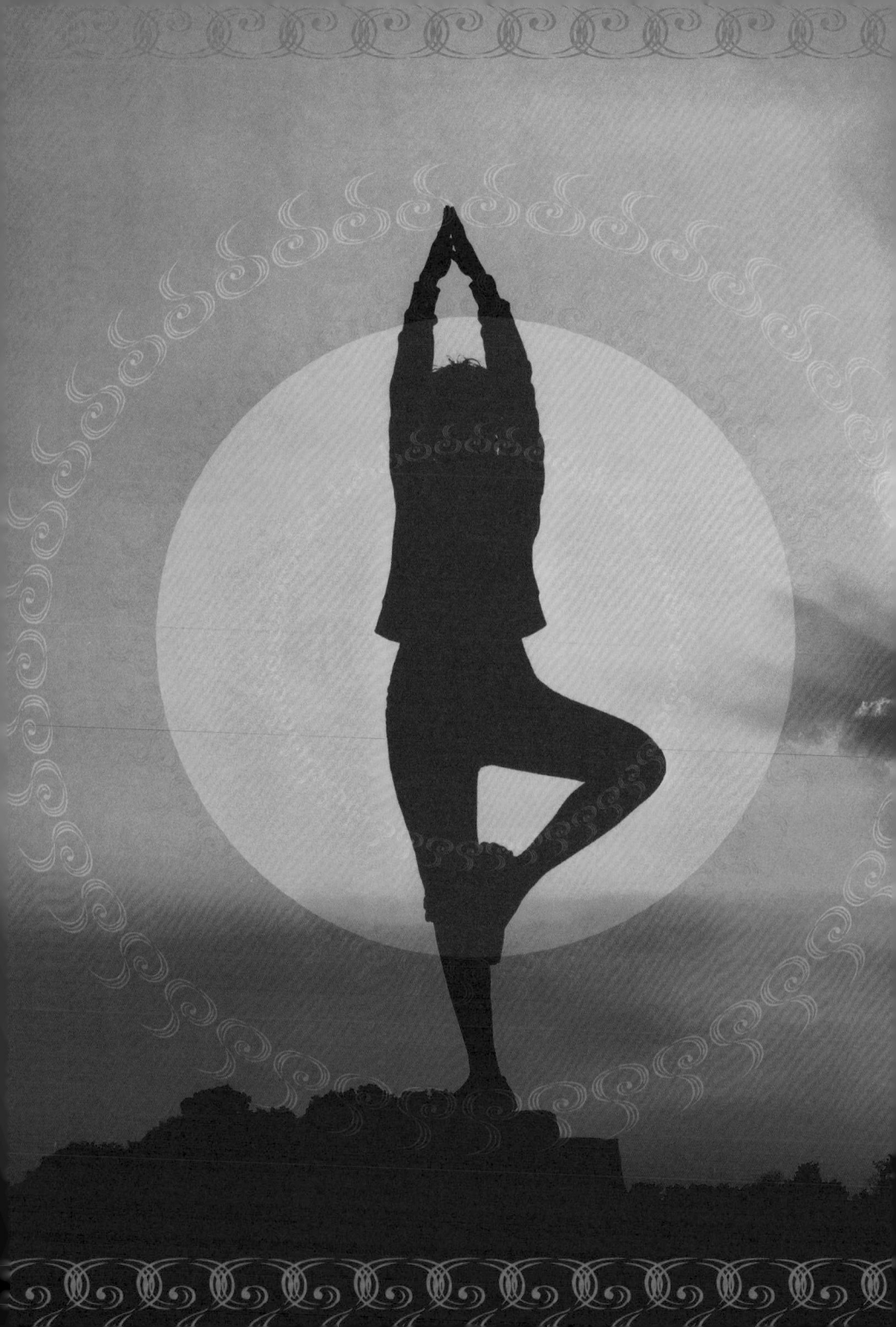

ein stabiles fundament für inneres wachstum

8. berg (tadasana)

- Komme an den Anfang deiner Yogamatte zum Stehen. Nimm dir die Zeit, deine Füße ganz bewusst aufzusetzen. Am besten hebst du ein Bein leicht an und setzt die Außenkante des Fußes auf und dann achtsam den gesamten Fuß. Wiederhole dies mit der anderen Seite. Spüre deine Fußsohlen, Zehen und Fersen in Kontakt mit dem Boden.

- Positioniere die Füße so, dass sich die großen Zehen berühren und die Fersen hinten ein klein wenig auseinanderstehen. Wenn das aus anatomischen oder anderen Gründen nicht geht, dann bringe einen kleinen Abstand zwischen deine Beine, um somit bequemer zu stehen.

- Spüre, ob du einigermaßen mittig ausgerichtet bist. Sowohl vorne als auch hinten, rechts als auch links. Gegebenenfalls korrigiere deine Haltung ein wenig. Mit der nächsten Ausatmung erdest du dich nochmal ganz bewusst.

- Nun richte den Blick geradeaus und fokussiere vor dir auf Augenhöhe einen Punkt. Richte deine Wirbelsäule auf und drehe die Handflächen leicht nach außen. Bleibe für einige Atemzüge in dieser zentrierenden Haltung. Wenn du stabil stehst, schließe deine Augen.

- Diese Asana kannst du gerne in deinen Alltag integrieren. Sie hilft dir, im Moment anzukommen, deine Gedanken zu beruhigen und gegebenenfalls etwas Abstand zwischen dir und einer unangenehmen Situation zu schaffen.

- Mit einem starken Fundament kannst du dich den Situationen besser stellen, die das Leben für dich bereithält. Nichts kann dich so schnell aus dem Gleichgewicht bringen.

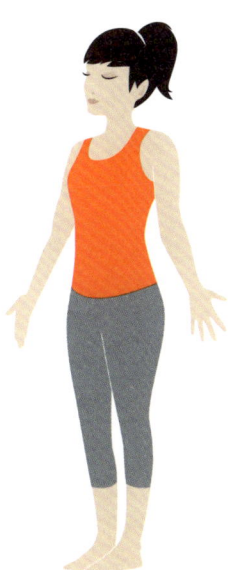

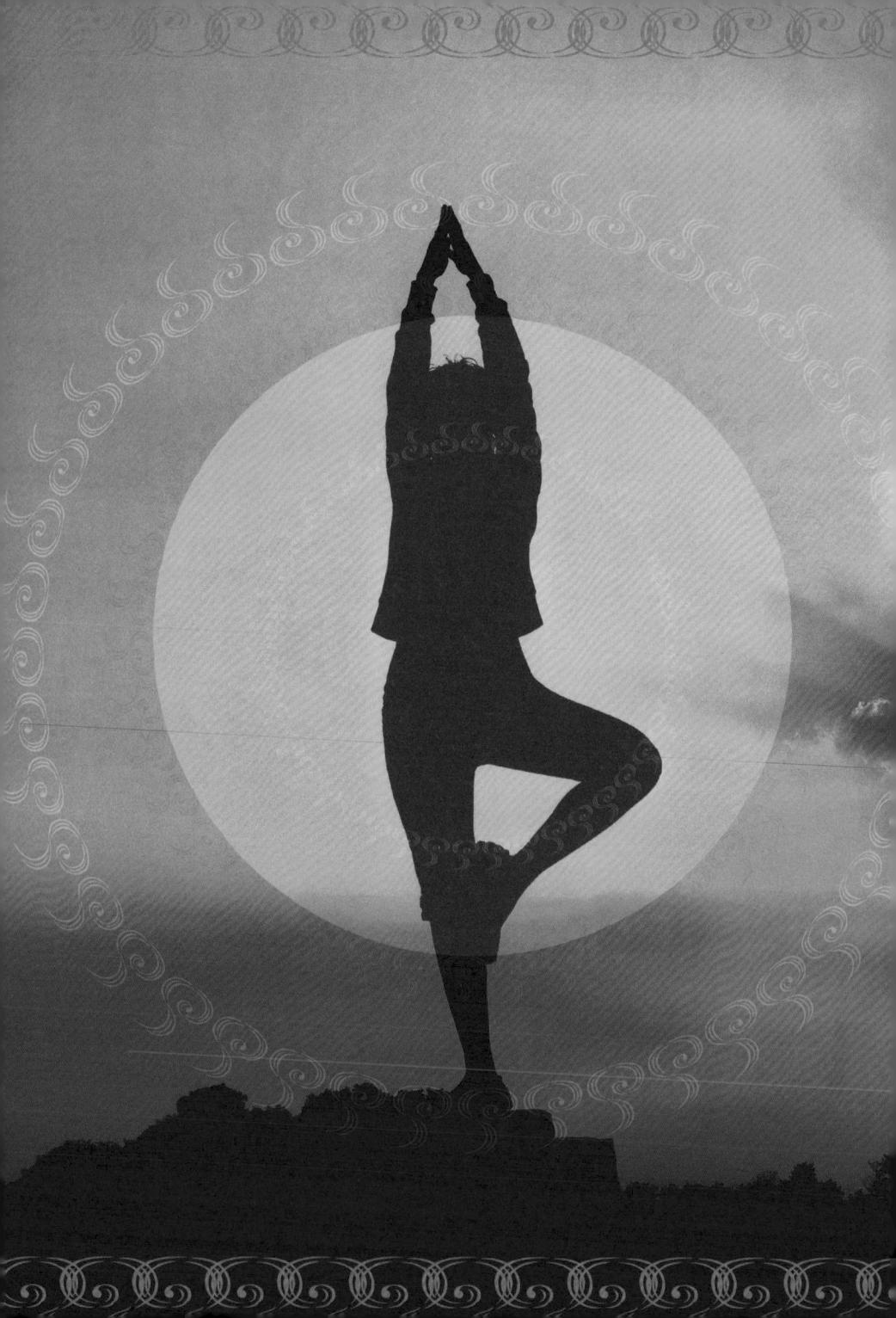

geschmeidigkeit und stärke im rücken

9. stehende vorwärtsbeuge (padahastasana)

- Komme wieder auf deiner Yogamatte oder auf dem Boden zum Stehen. Gehe in die Grundhaltung der Stehhaltungen – Tadasana (Übung 8).

- Mache dir diesen Augenblick mit einigen langen Atemzügen bewusst.

- Um deinen unteren Rücken geschmeidig, stark und flexibel zu machen, ist die stehende Vorwärtsbeuge geradezu ein Wundermittel. Oftmals verspüren wir durch unachtsames Belasten des Rückens oder lange sitzende Tätigkeiten Schmerzen, die nicht so leicht zu beheben sind.

- Lenke deine Aufmerksamkeit auf deinen Oberkörper. Mit der nächsten Einatmung bringst du die Arme ausgestreckt nach vorne und weiter nach oben und ziehst dabei deine Wirbelsäule in die Länge. Halte die Arme für einige Momente oben und mit der Ausatmung entspannst du deine Schultern.

- Nun noch mal tief einatmen und ausatmend neigst du deinen in die Länge gezogenen Oberkörper nach unten, wobei du die Arme gestreckt hältst. Du kannst gerne deine Beine anwinkeln, wenn sich das für dich angenehmer anfühlt. Ab einem gewissen Moment darf der Oberkörper leicht in die Rundung gehen. Bringe die Handflächen neben deinen Füßen auf den Boden.

- Mit der nächsten Einatmung kommst du langsam mit gestrecktem Rücken wieder nach oben. Wenn du wieder aufgerichtet zum Stehen kommst, hast du deine Arme noch gestreckt über deinem Kopf. Ausatmend senkst du sie bewusst ab.

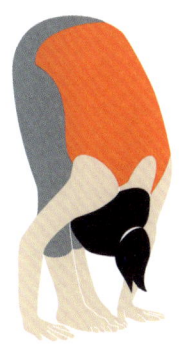

- Wiederhole die stehende Vorwärtsbeuge synchron mit der Atmung einige Male. Dann Augen schließen und nachspüren.

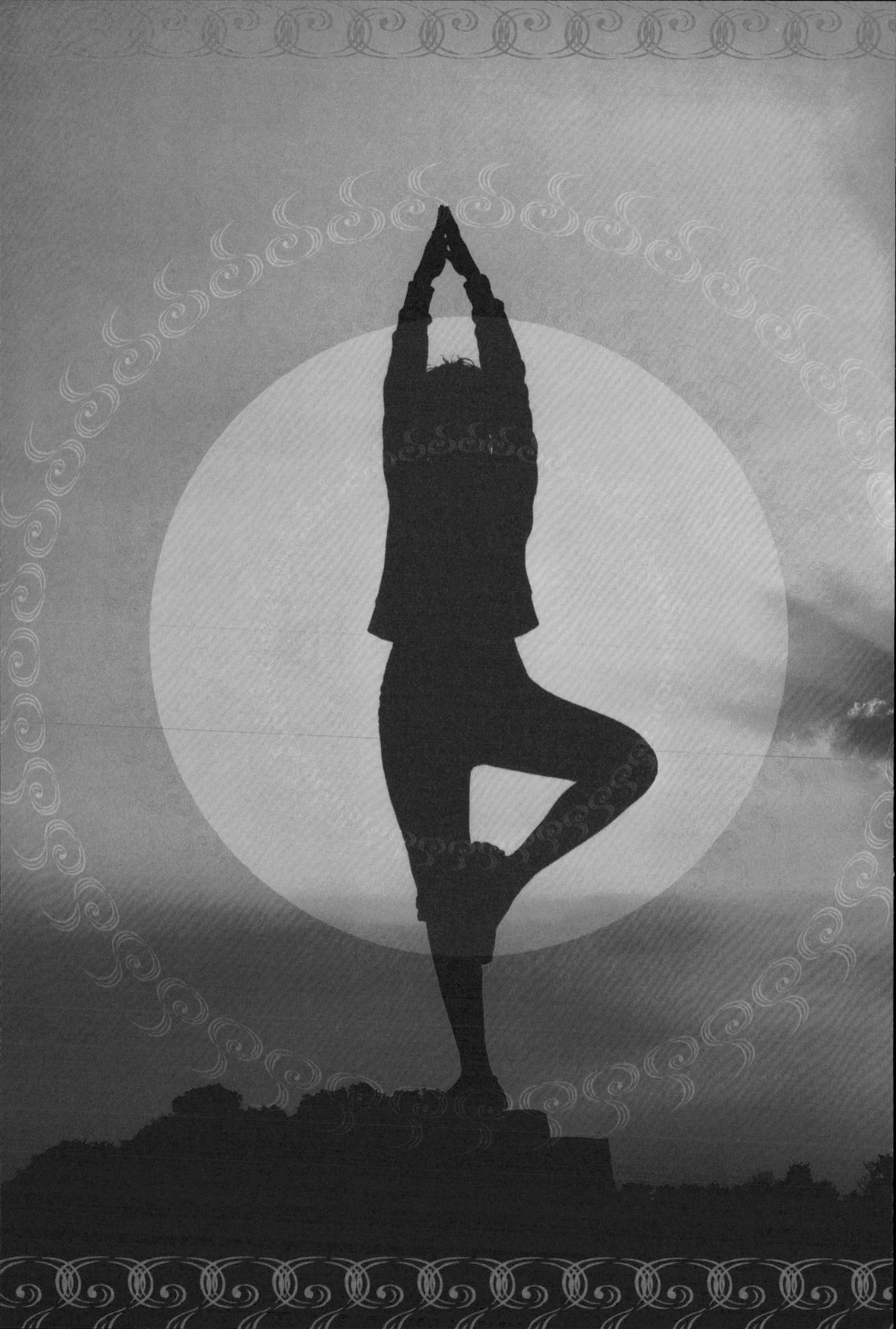

expansion wahrnehmen

10. rumpfneigung

- Komme wie vorhin beschrieben in Tadasana zum Stehen (Übung 8). Mit der Ausatmung erdest du dich noch mal bewusst.

- Bringe deine rechte Hand auf deinen Unterbauch. Mit der nächsten Ein-atmung führst du deinen linken Arm gestreckt nach vorne und weiter nach oben. Mit der nächsten Ausatmung bewusst die linke Schulter lösen.

- Einatmend schaffst du nochmal Länge im Oberkörper, ausatmend neigst du deinen Rumpf leicht nach rechts.

- Achte darauf, dass du deinen Oberkörper nicht drehst und dich zu Beginn noch nicht zu weit neigst. Der Oberkörper und die Wirbelsäule sollten lang-sam vorbereitet werden. Später kannst du die Übung intensivieren.

- Mit der nächsten Einatmung kommst du langsam mit dem Oberkörper wieder zurück zur Mitte, ausatmend neigst du dich zur rechten Seite. Vielleicht geht es diesmal schon ein wenig tiefer.

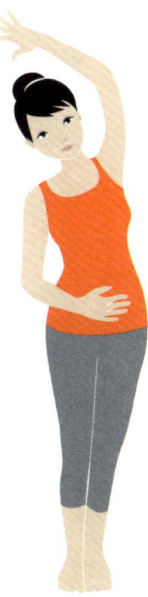

- Bleibe nach der nächsten Ausatmung für einige Atemzüge in der Rumpfneigung. Konzentriere dich auf die Lenkung deines Atems in den Brustkorb und nimm die Ausdehnung wahr. Der Brustkorb und die seitlichen Rippenbögen weiten sich durch das tiefe Einatmen. Bei der Ausatmung ziehen sich Brustkorb und Bauchraum wieder zurück.

- Einatmend kommst du wieder zurück zur Mitte, ausatmend senke deinen Arm ab.

- Nun übe die andere Seite auch einige Male, genauso achtsam und auf deinen Atem fokussiert.

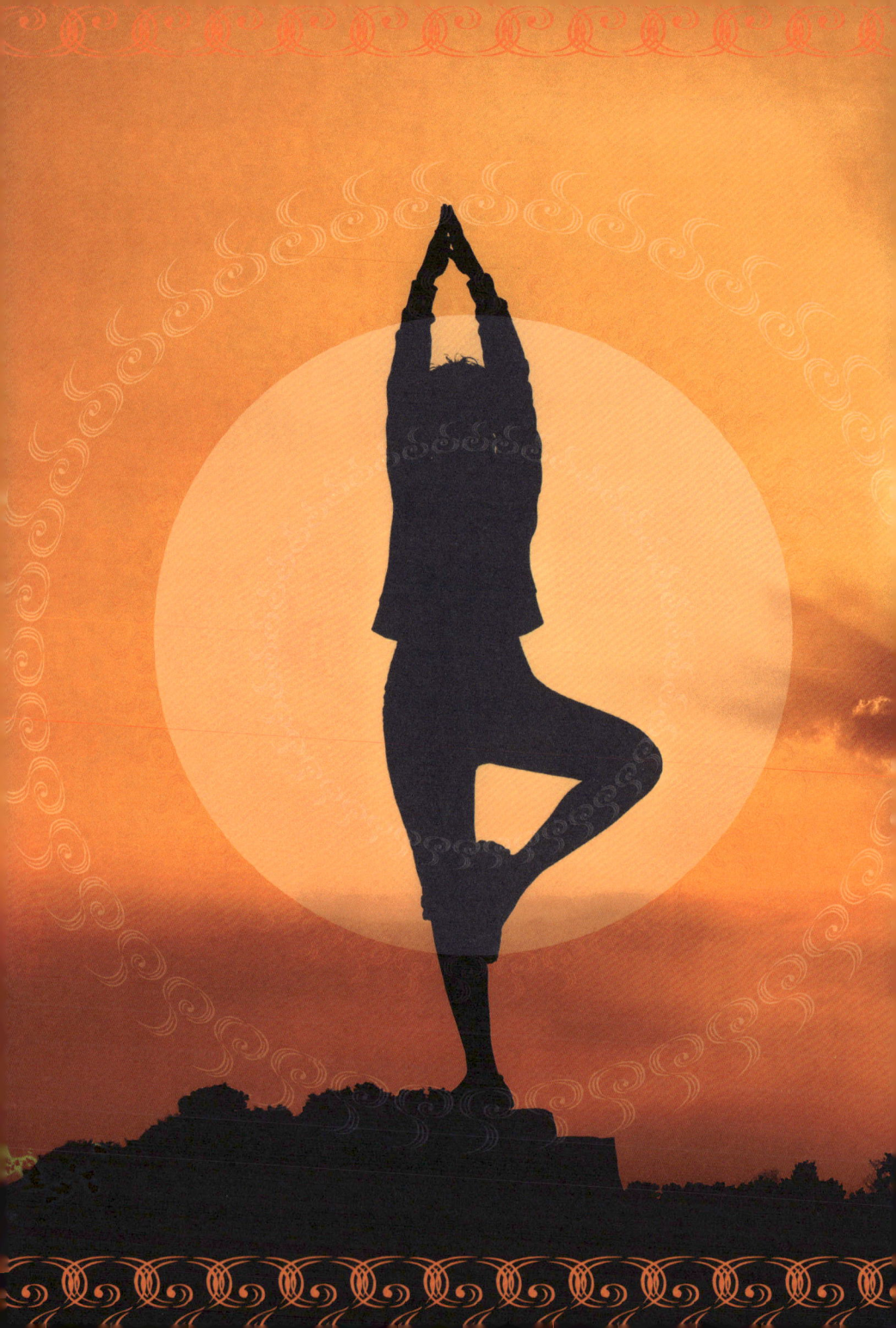

11. held II (virabhadrasana II)

- Komme am vorderen Ende deiner Matte zum Stehen. Spüre deine Füße mit der Erde verbunden. Tief ein-, lange ausatmen.

- Bringe nun das linke Bein mit einem weiten Ausfallschritt nach hinten und ein wenig zur Seite. Der rechte Fuß bleibt nach vorne ausgerichtet und gestreckt. Der linke Fuß ist fast parallel zum hinteren Mattenrand, aber leicht nach innen gedreht. Versuche, die Außenkante des hinteren Fußes zu belasten, dies verleiht dir Stabilität.

- Achte darauf, dass die Hüften zur Seite hin gut geöffnet sind. Die Beckenknochen sind seitlich ausgerichtet und bleiben auch so.

- Mit der nächsten Einatmung hebe beide Arme gestreckt auf Schulterhöhe nach außen, ohne diese nach oben zu ziehen. Mit der nächsten Ausatmung winkle dein vorderes Bein an. Der Rumpf bleibt über deinem Becken, nicht mit dem Oberkörper nach vorne lehnen.

- Achte darauf, dass das rechte Knie nicht nach innen kippt, sondern du deine Hüftöffnung beibehältst. Gehe zu Beginn noch nicht allzu tief, sondern spüre eher deine starken Beine und die Erdung.

- Wenn du sicher stehst, wende den Blick nach vorne über deine ausgestreckte rechte Hand. Kraftvoll und stark wie ein Held stehst du.

- Bleibe für einige tiefe, lange Atemzüge. Und nach einer Zeit löst du diese Asana wieder auf. Bringe bewusst das linke Bein nach vorne zum rechten. Spüre nach. Und wenn du so weit bist, übe die andere Seite.

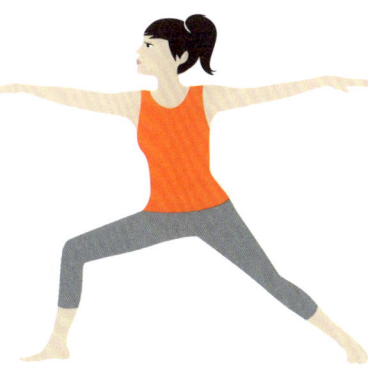

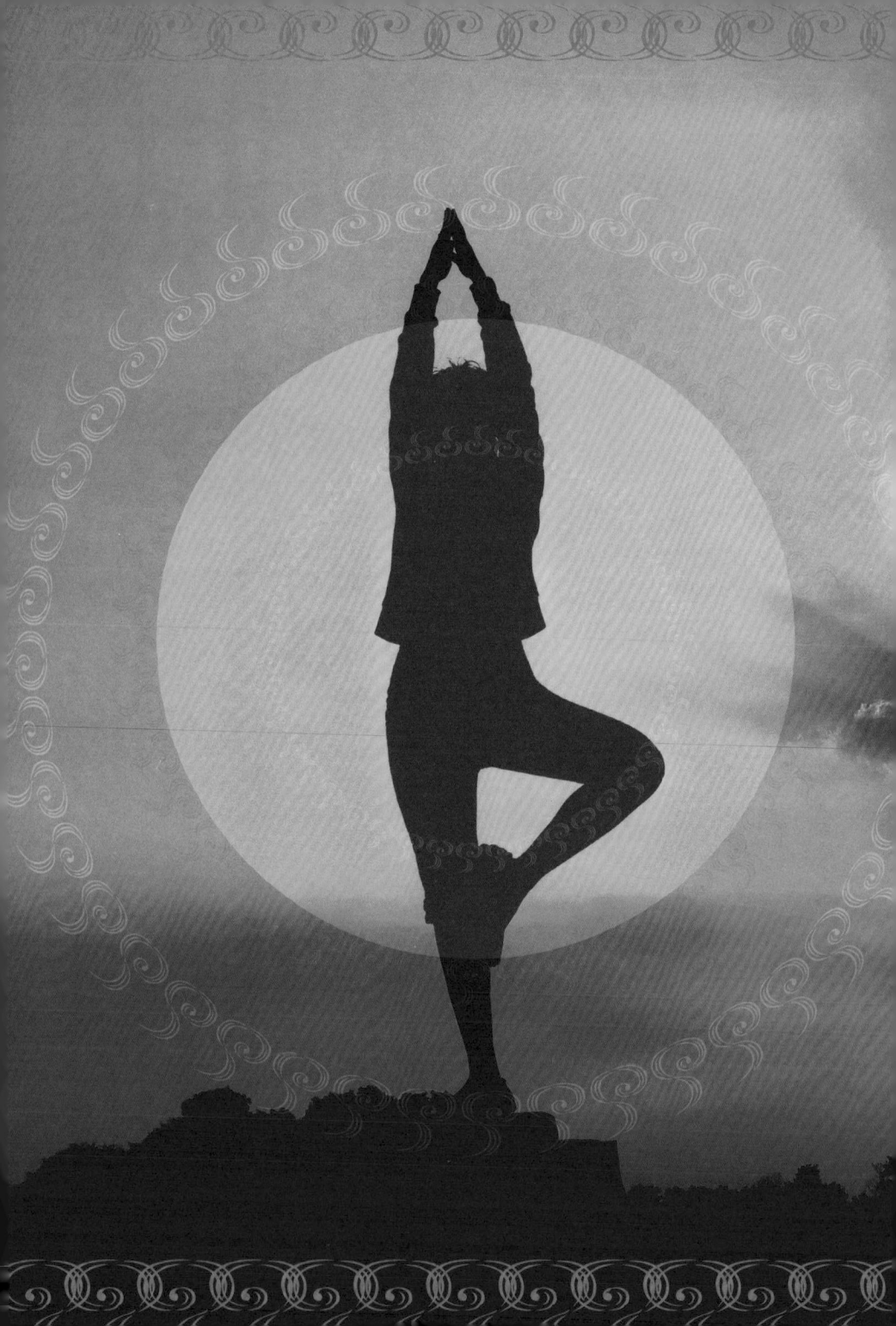

herzöffnung zu deinem leben

12. held I (virabhadrasana I)

- Komme wieder am vorderen Ende deiner Matte zum Stehen. Nimm dich hier in dieser vorbereitenden Stehhaltung (Samasthiti) wahr. Die Arme liegen mit einer leichten Anspannung am Oberkörper an.

- Bringe nun dein linkes Bein mit einem leichten Ausfallschritt nach hinten (nicht ganz so groß wie bei Held II). Der rechte Fuß bleibt wieder nach vorne gedreht. Der linke Fuß ist diesmal noch mehr nach innen gedreht, sodass beide Hüftknochen nach vorne statt zur Seite ausgerichtet sein können.

- Achte darauf, dass das Knie des hinteren Beines nicht verdreht ist. Falls du das spürst, bringe das linke Bein ein wenig mehr nach außen und drehe den hinteren Fuß mehr nach innen. Gehe vorsichtig und sanft mit dir um.

- Wenn es geht, strecke dein hinteres Bein, deine Ferse strebt Richtung Boden. Dies stabilisiert dich. Und winkle dein vorderes Bein leicht an.

- Mit der nächsten Einatmung hebe deine beiden Arme gestreckt nach vorne und weiter nach oben. Deine Handinnenflächen berühren sich. Bringe die Arme über den Kopf und gehe nun in eine leichte Rückbeuge – aber nicht zu weit. Versuche, tief in den Brustkorb zu atmen.

- Dein Herzraum öffnet sich. Liebe strömt ein – Liebe strömt aus.

- Wenn du dich gut in der Rückbeuge fühlst und keine Nackenprobleme hast, kannst du deinen Blick zu deinen nach oben gerichteten Händen wenden.

- Bleibe nur sechs bis zwölf tiefe Atemzüge im Held I und dann löse diese Position achtsam wieder auf. Bringe dein hinteres Bein nach vorne und spüre kurz nach, bevor du mit der anderen Seite genauso bewusst übst.

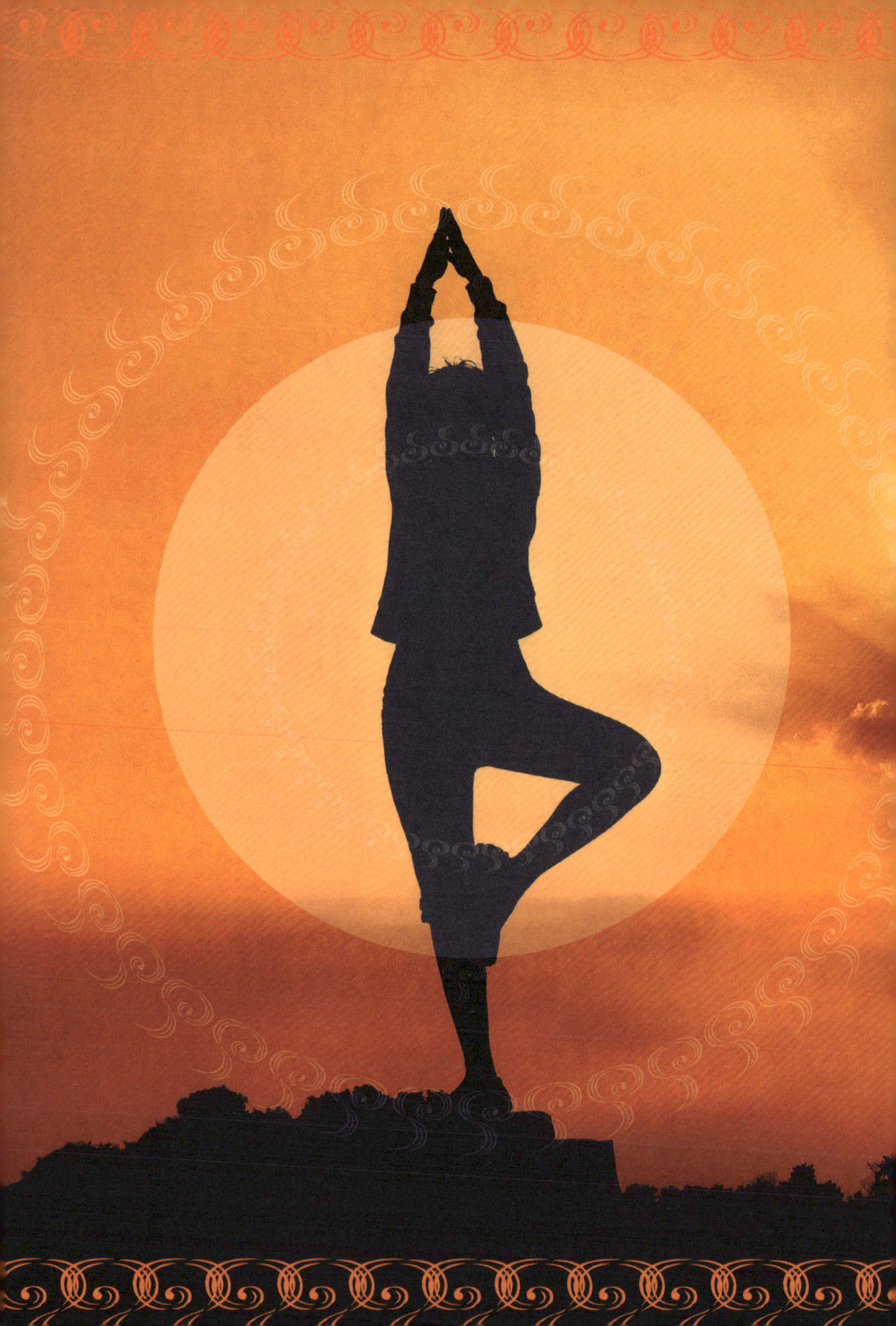

13. dreieck (trikonasana)

- Komme erneut an deinem Mattenanfang bewusst zum Stehen. Spüre deine Füße mit der Erde verbunden. Nimm einige lange, tiefe Atemzüge.

- Bringe nun das linke Bein mit einem weiten Ausfallschritt nach hinten (wie bei Held II). Der rechte Fuß bleibt nach vorne ausgerichtet. Der linke Fuß ist parallel zum hinteren Mattenrand, aber leicht nach innen gedreht.

- Achte darauf, dass die Hüften seitlich geöffnet sind. Die Beckenknochen sind zur Seite ausgerichtet und bleiben auch so.

- Mit der nächsten Einatmung hebe beide Arme gestreckt auf Schulterhöhe nach außen, ohne die Schultern nach oben zu ziehen. Bringe deinen Oberkörper bewusst aus dem unteren Rücken heraus in die Länge. Nun knicke in deiner vorderen Hüfte ab und neige deinen Oberkörper nach unten. Die rechte Hand positionierst du je nach Flexibilität am Bein oder auf dem Boden.

- Dein linker Arm ist nach oben gestreckt, über deiner Schulter. Wenn es dein Nacken erlaubt, dann blicke in die Handinnenfläche. Versuche, den Brustkorb seitlich etwas aufzudrehen, ohne dass dein Arm nach hinten geht.

- Nimm einige bewusste Atemzüge in den Brustkorb. Die Atmung kann dir helfen, noch etwas tiefer in die Asana zu gehen.

- Dann verlagere das Gewicht etwas auf das vordere Bein und mit einer Einatmung kommst du langsam nach oben. Mit der Ausatmung senkst du die Arme wieder ab.

- Bringe dein linkes Bein neben dein rechtes, schließe die Augen und bereite dich mental für die andere Seite vor. Diese übst du genauso achtsam wie die andere Seite. Nach sechs bis zwölf Atemzügen löst du die Übung wieder auf.

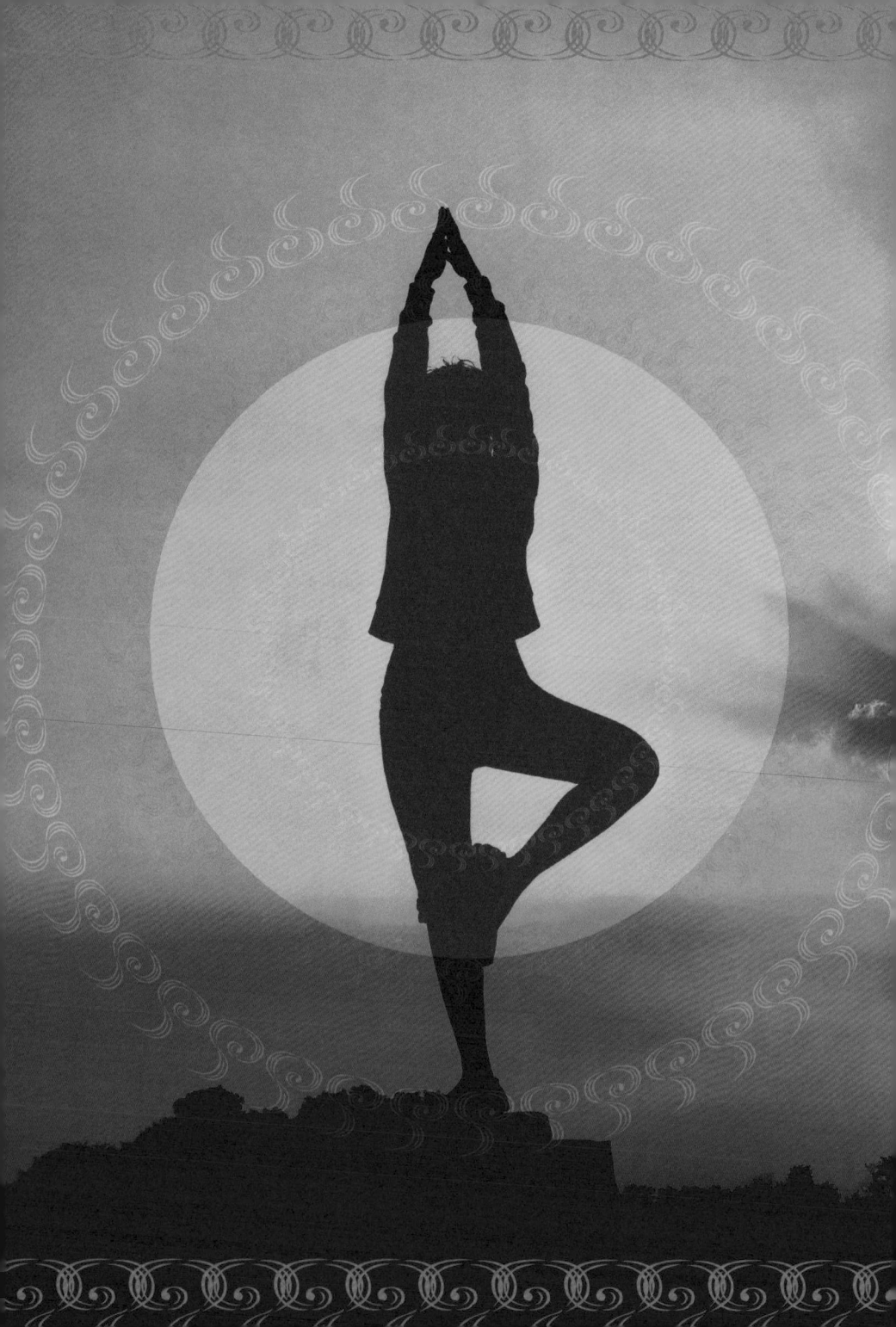

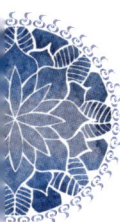

müde augen
munter machen

14. augentraining

- Diese Übung kannst du entweder sitzend auf dem Boden praktizieren oder auch auf einem Stuhl oder Hocker.

- Es ist nur wichtig, dass du mit einem geraden Rücken sitzen kannst und deine Füße Kontakt zum Boden haben.

- Nimm ein paar Atemzüge, deine Augen sind geöffnet, halte deinen Kopf geradeaus gerichtet, Schultern und Nacken sind entspannt.

- Nun richte beide Augen nach unten (ohne dass du den Kopf dazu bewegst), dann zurück zur Mitte. Als Nächstes das Augenpaar langsam nach oben, wieder zurück zur Mitte. Dann nach rechts, zur Mitte, nach links und wieder zur Mitte.

- Nimm dir Zeit. Wenn du mit der Atmung gehen möchtest, dann beginnst du immer mittig mit der Einatmung. Mit der Ausatmung richte deinen Blick nach unten, oben, rechts oder links. Mit der Einatmung führst du deine Augen immer wieder zurück zur Mitte. Übe diese Abfolge in etwa sechs Mal.

- Als Nächstes führe deine Augen mit der gleichen Atemtechnik diagonal. Nach unten rechts diagonal, Mitte, nach oben links diagonal, Mitte, nach unten links diagonal, Mitte, nach oben rechts diagonal, Mitte. Augen schließen, nachspüren.

- Dann öffne die Augen und versuche langsame Kreisbewegungen. Nutze dabei die Rotationsfähigkeit deiner Augen aus. Dein Kopf bleibt wie bei allen Varianten stabil.

- Als Letztes übe eine liegende Acht (das Unendlichkeitszeichen). Erst in die eine, dann in die andere Richtung. Jeweils mindestens zwölf Mal. Langsam und konzentriert. Mit geschlossenen Augen nachspüren.

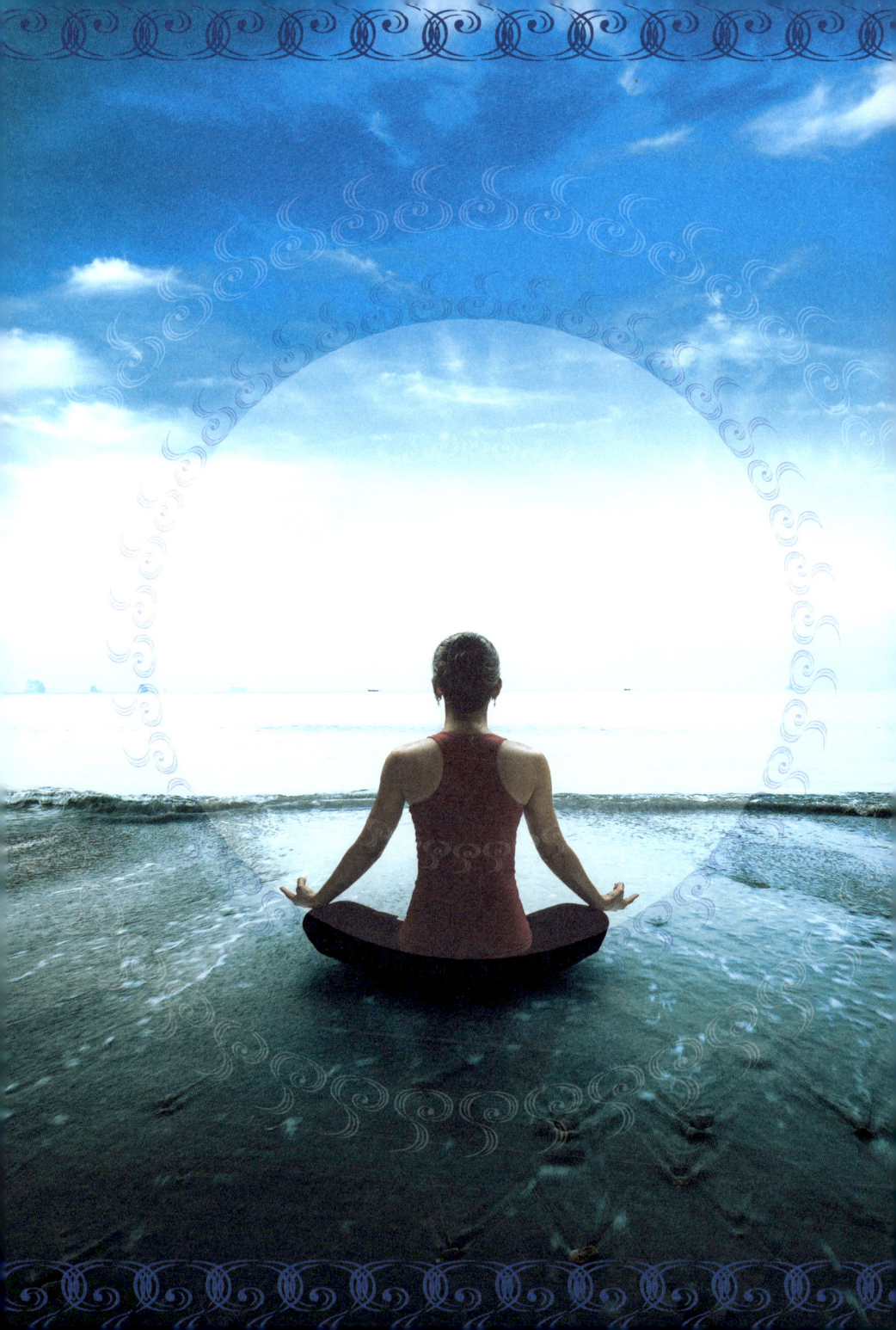

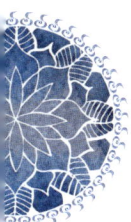

reinigungsübung für die augen

15. konzentrationsübung: kerze (tratak)

- Diese Übung kannst du entweder sitzend auf dem Boden praktizieren oder auch auf einem Stuhl oder Hocker.

- Stelle auf Augenhöhe, mit etwa einem Meter Abstand, eine Kerze vor dir auf. Es wäre gut, eine Kerze zu verwenden, deren Flamme nicht flackert.

- Bevor du diese wunderbare Reinigungs- und Konzentrationsübung erlebst, solltest du noch mal gut durchlüften und dir eine angenehme Umgebung schaffen, um dich in den nächsten zehn bis fünfzehn Minuten wohlzufühlen. Dann bereite dich mit einer aufgerichteten Sitzhaltung auf diese Übung vor.

- Beginne, in den unteren Teil der Flamme zu blicken, ohne zu blinzeln. Je fokussierter du bist, umso weniger wirst du die Notwendigkeit verspüren, deine Augen zu bewegen.

- Verstehe aber, dass dies eine gewisse Zeit dauert. Wenn der Impuls des Blinzelns am Anfang zu stark ist, gib ihm nach. Und versuche es dann noch einmal. Du solltest zu Beginn für etwa zwei Minuten in die Flamme blicken. Mit der Zeit kannst du auf fünf bis sieben Minuten erhöhen.

- Danach schließt du sanft deine Augen und verweilst in der Stille. Nimm dir mindestens zehn Minuten Zeit, um nachzuspüren. Es kann sein, dass sich vor deinem inneren Auge Bilder formen. Lasse dies geschehen und nimm es einfach nur wahr.

- Wenn du Tratak öfter praktizierst, kann es sein, dass sich deine Sehkraft deutlich verbessert. Zudem wird Tränenflüssigkeit gebildet, was der Reinigung der Augen zuträglich ist.

- Diese Kriya-Technik ist auch eine Vorbereitungsübung für die Meditation, da wir uns ausschließlich auf ein Objekt konzentrieren.

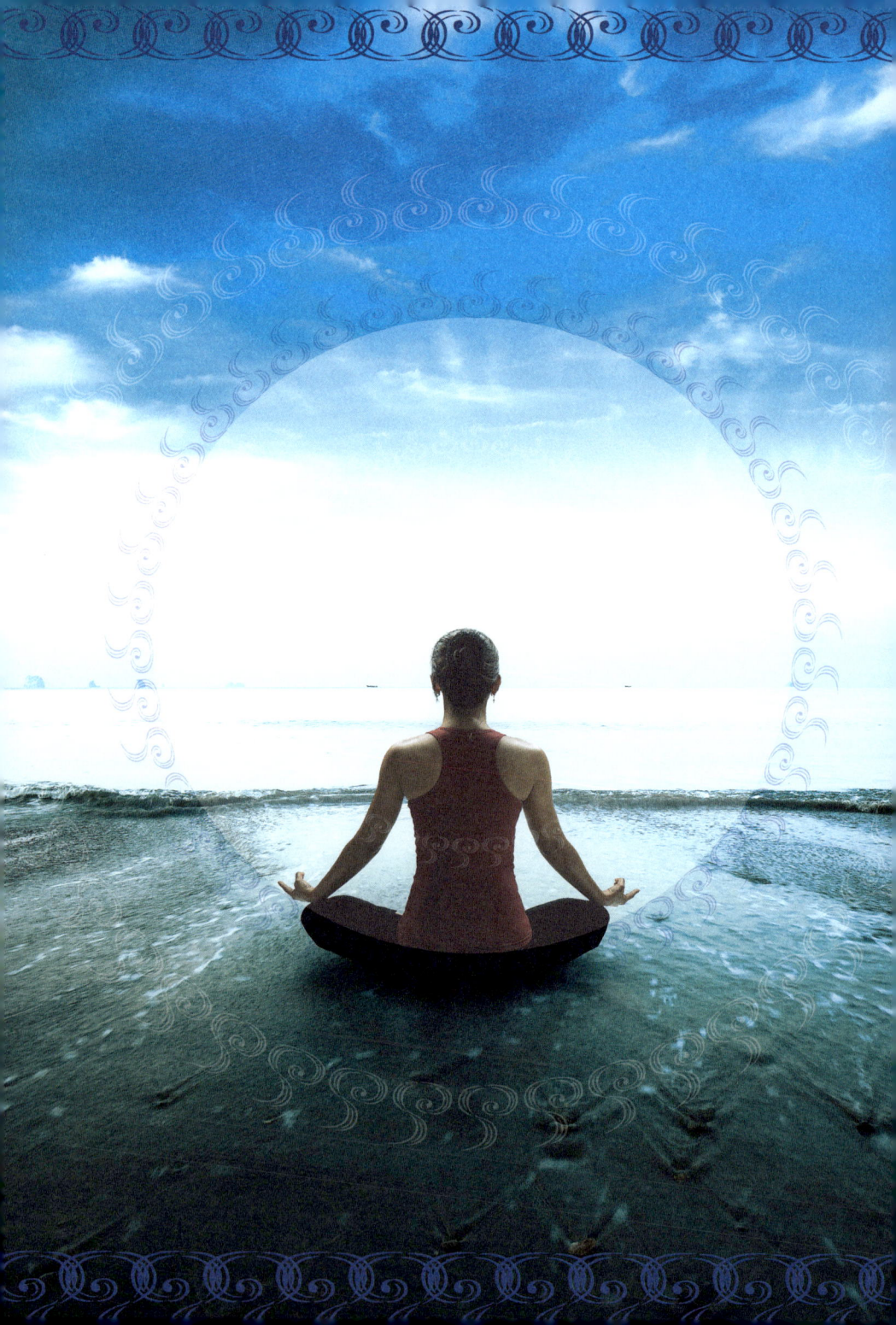

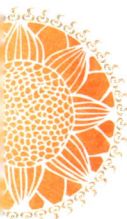

16. ozeanisches rauschen (ujjayi)

- Finde einen bequemen Sitz mit gekreuzten Beinen auf dem Boden oder am Rande einer gefalteten Decke, damit dein Becken sanft nach vorne kippen kann und sich dein unterer Rücken ohne Kraftanstrengung aufrichtet.

- Die Ujjayi-Atmung ist die yogische Atmung mit der besten Qualität (im Gegensatz zur Mundatmung – der schlechtesten – und zur Nasenatmung). Durch das leichte Verschließen der Stimmritze (am Kehlkopf) erzeugen wir ein sanftes Rauschen.

- Bringe eine Hand vor deinen Mund und stelle dir vor, du würdest mit offenem Mund einen Spiegel anhauchen. Zu hören ist ein »Ha«-Laut. Versuche, den Spiegel imaginär zu beschlagen. Dies erfordert ein wenig Übung. Zu Beginn kann das Verschließen der Stimmritze zu eng sein, was dann in ein Schnarchen mündet. Nimm etwas Druck und Enge heraus. Wenn virtuell der Spiegel nicht beschlägt, ist der Verschluss der Stimmritze zu gering.

- Als Nächstes versuche diese vorbereitende Übung mit geschlossenem Mund. Aber erzeuge auch hierbei ein sanftes Rauschen. Übe erst mit der Ausatmung, und wenn du dir hierbei sicher bist, versuche das Gleiche mit der Einatmung und geschlossenem Mund.

- Langsam kannst du deinen imaginären Spiegel zur Seite legen und deine Augen schließen und dich ganz deinem ozeanischen Rauschen hingeben. Nun praktizierst du die Ujjayi-Atmung.

- Das ist eine hervorragende Atemtechnik, um die Lungenkapazität zu steigern, das Halschakra zu reinigen (welches für die Kommunikation steht – vor allem auch dir selbst gegenüber) und unsere Gedanken zu beruhigen.

- Diese Technik kannst du auch untertags üben. Wenn es dir hilft, stelle dir erst den Spiegel vor: Du hauchst ihn an, damit dieser beschlägt, und dann gehst du über in die Atemtechnik. Sanft, drucklos und achtsam.

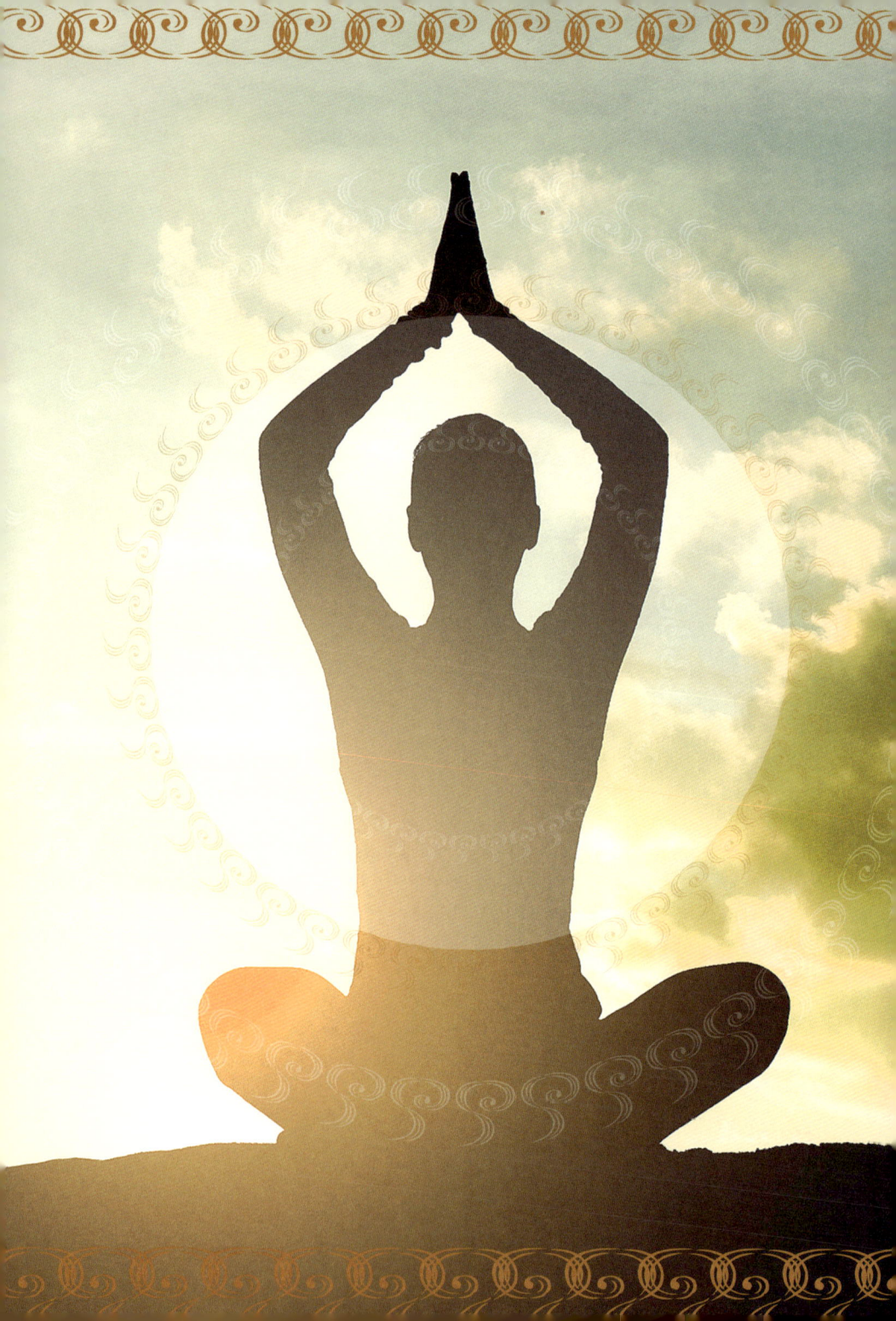

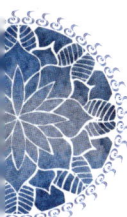

ist das, was ich sage, auch das, was ich meine?

17. kommunikation

- Es gibt viele Wege der Kommunikation. Doch über diese wollen wir hier nicht sprechen. Sondern es geht vielmehr darum zu verstehen, ob unsere Gedanken und Gefühle mit unserem gesprochenen Wort im Einklang sind.

- Hierzu ist es wichtig, uns selbst gegenüber ehrlich und aufrichtig zu sein. Die Voraussetzung dafür ist, dass wir uns selbst besser kennenlernen und dadurch tiefer verstehen können.

- Yoga oder bestimmte Übungen können uns zum Innehalten verhelfen. Denn durch Yoga lernen wir, bewusster und achtsamer mit uns und unserem Tun umzugehen. Wir beginnen, unseren Körper zu spüren und wahrzunehmen. Wir werden uns unseres Atems gewahr; und nicht zu selten werden bei unserer yogischen Praxis unterschiedliche Gefühle freigesetzt.

- Diese Gefühle gilt es nun nicht zu unterdrücken, sondern zu erkennen und anzunehmen. Und gegebenenfalls auch tiefer zu gehen, um ein Verständnis für das Auftauchen eines Gefühls zu erlangen und es ins Verhältnis mit der jeweiligen Situation zu bringen.

- Dies ermöglicht uns, unser Wesen und unsere Persönlichkeit in der Tiefe zu entdecken sowie unsere Gedanken und Gefühle zu verstehen. Und dadurch uns selbst gegenüber ehrlicher und klarer zu werden.

- Diese Klarheit über uns selbst wiederum ist die Voraussetzung, dass unsere Kommunikation sowohl nach außen, doch vielmehr auch nach innen, uns selbst gegenüber, stimmig ist.

- Frage dich: Sind meine Gedanken, Gefühle und Worte im Einklang?

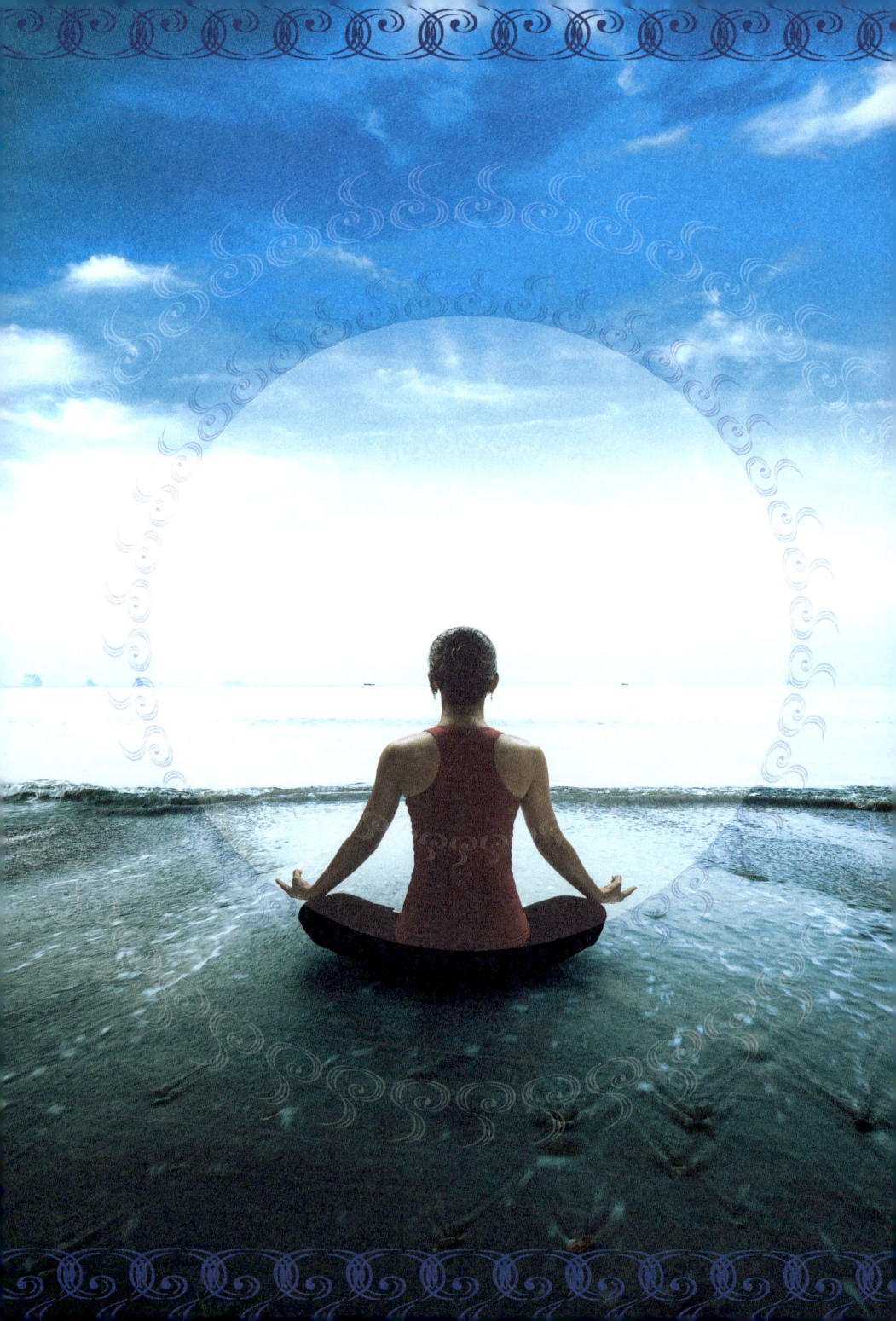

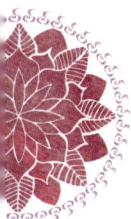

so viele geschenke

18. natur spüren

- Suche dir einen Tag aus, an dem du für ein paar Stunden alleine raus in die Natur gehen kannst. Am besten suchst du dir ein ruhiges Waldstück.

- Und nun begib dich auf deinen Weg. Den Weg der Zeit mit dir und der Natur. Den Weg der Wahrnehmung und des natürlichen Seins.

- Versuche, ganz langsam zu gehen, am besten ohne ein bestimmtes Ziel. Wenn überhaupt, sollte dein einziges Ziel sein, jeden Moment in seiner Fülle wahrnehmen und aufnehmen zu wollen. Du beginnst zu spüren, wie du vom Boden getragen wirst, wie dir die Erde Halt gibt. Und dies bei jedem Schritt, immer wieder von Neuem.

- Du nimmst die Umgebung und die klare, reine Luft wahr. Du bleibst kurz stehen, um einige Male tief und lange ein- und auszuatmen. Dabei nimmst du auch die Ausdehnung und Befreiung deines Körpers wahr. Wenn du möchtest, kannst du die Arme öffnen und noch mehr Raum für dich schaffen.

- Nun gehst du langsam weiter und nimmst die Vielzahl der Bäume wahr, die sich so kraftvoll vor dir aufgerichtet haben. Wenn du den Impuls hast, zu einem Baum hinzugehen, dann tue dies; vielleicht möchtest du auch die Rinde berühren. Verbinde dich mit dem Baum und spüre sein Leben, dein Leben, seine Natur, deine Natur. Falls der Wunsch kommt, den Baum, deinen Baum, zu umarmen, dann tue dies.

- Beide seid ihr geerdet, stark und voller Energie. Was für ein Geschenk.

- Du kannst unzählige Geschenke in der Natur ausmachen. Die Natur ist das größte Geschenk von allen, und du bist ein Teil dieser Natur.

- Mit diesem Gedanken kannst du deine Zeit in der Natur weiter vertiefen oder auch langsam zurückgehen. Versuche, die Schönheit der Natur und deines Seins mit zurück in den Alltag zu nehmen.

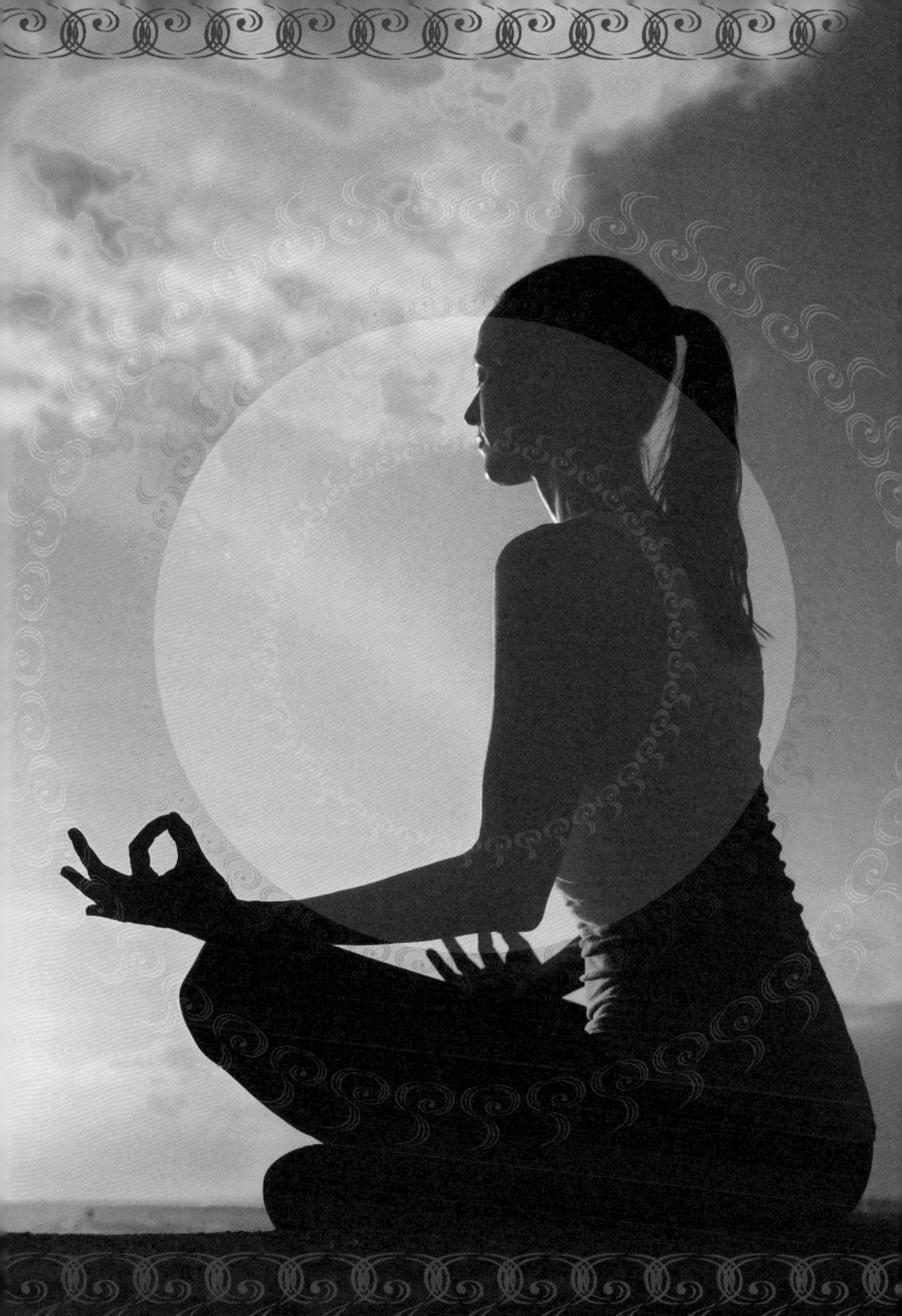

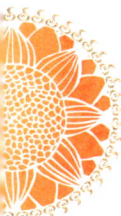

belebende sonnenenergie

19. sonnenatmung (surya bhedana)

- Finde einen aufrechten Sitz mit gekreuzten Beinen auf dem Boden oder am Rande einer gefalteten Decke, damit dein Becken sanft nach vorne kippen kann, um deinen unteren Rücken entspannt aufzurichten.

- Bringe nun deine linke Hand in chin-Mudra (Verbindung der individuellen und universellen Energie), indem sich die Spitzen des Zeigefingers und Daumens sanft berühren. Die anderen drei Finger streckst du aus.

- Die rechte Hand führst du nach oben vor dein Gesicht in nasagra-Mudra (Achtsamkeits-Mudra, um die Intuition zu fördern). Lege Zeige- und Mittelfinger zwischen deine Augenbrauen (an dein drittes Auge, Ajna-Chakra). Daumen und Ringfinger (kleiner Finger direkt daneben) führst du jeweils ans Ende des Nasenbeins, in die Mulde der Nasenflügel, um jeweils die eine oder andere Nasenseite zu verschließen. Dies kann mit einem ganz leichten Druck erreicht werden.

- Schließe die Augen und mit der Einatmung richte deine Wirbelsäule noch mal bewusst auf, mit der Ausatmung entspanne Gesicht, Schultern und Beine.

- Nun schließe durch einen leichten Druck deines Ringfingers an deinem linken Nasenflügel dein linkes Nasenloch und atme rechts ein. Dann schließe mit dem Daumen das rechte Nasenloch und atme links aus.

- Eine Runde ist jeweils einmal rechts ein- und links ausatmen. Gleichmäßig, sanft und drucklos. Wiederhole diese Atemtechnik mindestens zwölf Mal.

- Surya Bhedana wirkt energetisierend und erwärmend. Diese Atmung verleiht dir Willenskraft, Stärke und Durchsetzungsvermögen.

Achtung: Frauen in der Menopause mit Hitzewallungen sollten diese Atmung meiden (alternativ siehe Mondatmung, Übung 22).

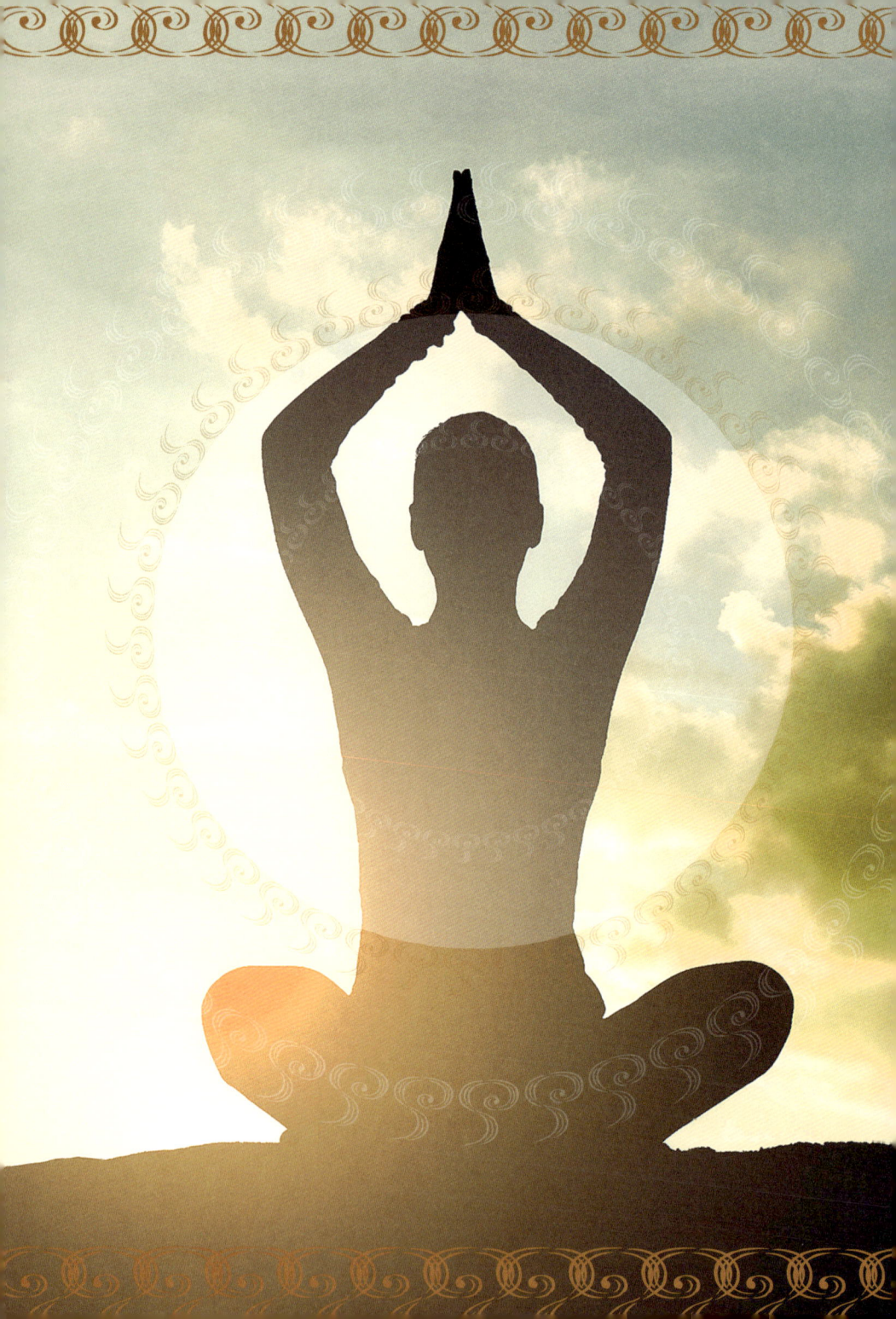

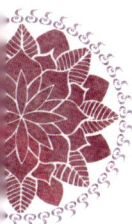

was fühlst du?

20. körper wahrnehmen

- Komme auf deiner Yogamatte auf dem Rücken zum Liegen. Du solltest dich so einrichten, dass du dich ein paar Minuten wohlfühlst. Die kommenden Minuten gehören ganz dir und dem Erspüren deines Körpers. Nimm einige tiefe, bewusste Atemzüge und komme ganz und gar in diesem Moment an. Verweile hier für einige Zeit, ohne etwas tun zu wollen.

- Nach einigen Atemzügen schließe deine Beine, ziehe die Fußrücken zu dir heran und strecke deine Fersen weg. Die Zehen bleiben dabei entspannt. Du wirst eine Anspannung in deinen Beinen spüren. Halte diese Anspannung für mindestens sieben Atemzüge und versuche, die Fußrücken noch näher zu dir heranzuziehen. Und dann lasse mit einer Ausatmung deine Beine locker, die Füße fallen nach außen. Spüre die Körperpartien, die gerade in der Anspannung waren und wie sie sich langsam wieder entspannen.

- Nach einer gewissen Zeit hebst du beide Beine geschlossen langsam nach oben. Wenn dies im unteren Rücken schmerzt, lege deine Hände darunter. Nimm dir ein paar Atemzüge Zeit, um die Beine lotgerecht über dir zu positionieren. Versuche, die Beine zu strecken und sie dann langsam wieder abzusenken. Fühle in die Körperregionen hinein, die sich nun melden.

- Als Nächstes bringe deine Arme gestreckt nach vorne und weiter nach oben auf Schulterhöhe und schließe deine Hände zu einer kleinen Faust und öffne diese wieder, indem du deine Finger spreizt. Tue dies mehrere Male. Mit der nächsten Ausatmung senkst du die Arme langsam wieder ab. Spüre nach, wie sich deine Arme und Hände anfühlen.

- Als Letztes hebe nun gleichzeitig Beine, Oberkörper und Kopf ein wenig an. Verziehe das Gesicht, als ob du in eine saure Zitrone gebissen hättest. Alle Gesichtsmuskeln sind angespannt. Bleibe für ein paar Atemzüge. Und dann lasse dich langsam mit der Ausatmung wieder zurück auf den Boden sinken. Fühle nun deinen ganzen Körper. Spüre nach und nimm einige tiefe Atemzüge und lasse dich mehr und mehr in den Boden sinken.

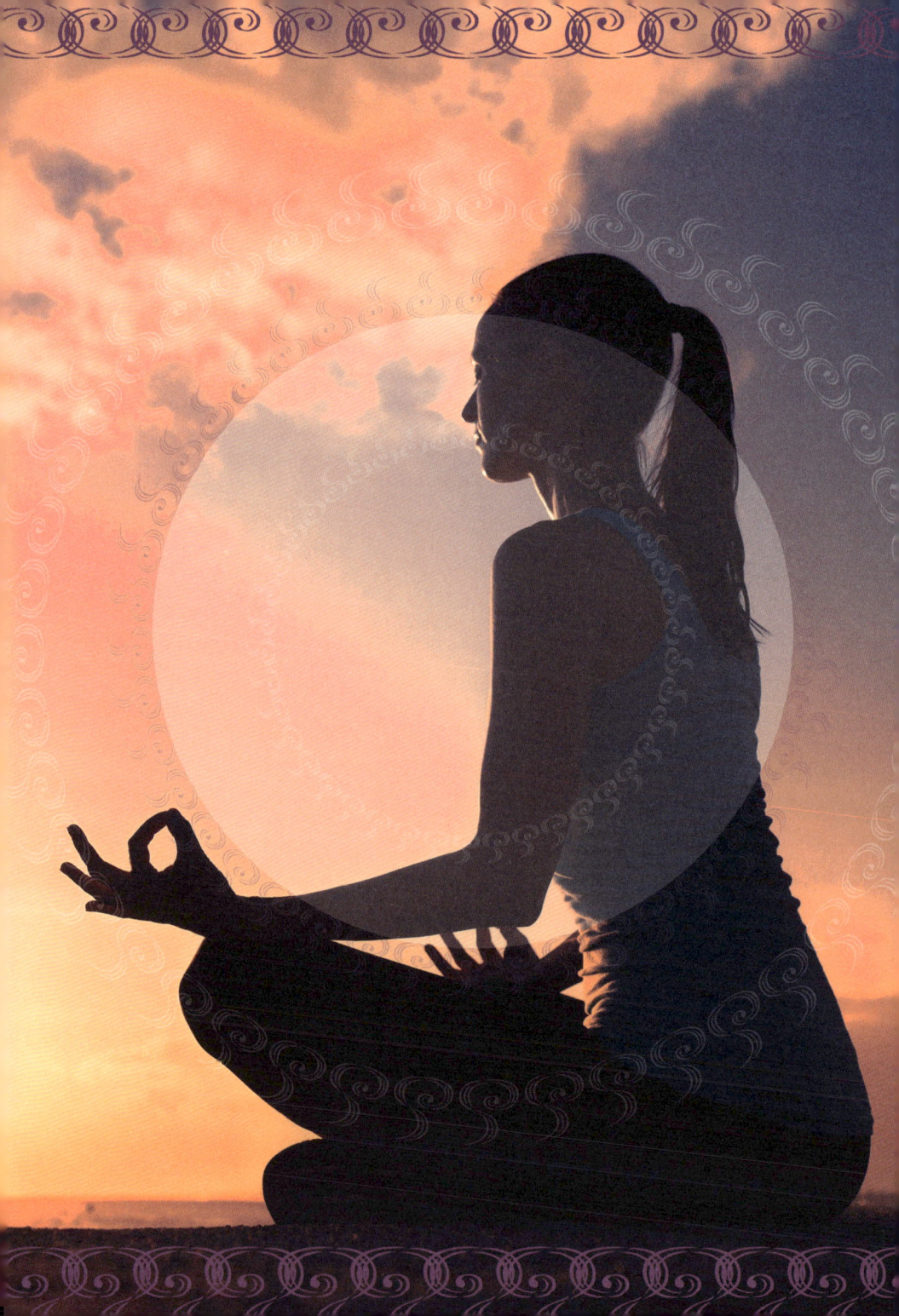

bewusste erdung

21. baum (vrksasana)

- Komme auf deiner Matte zum Stehen und erde dich mit der nächsten Aus-atmung. Lasse deinen Atem bis ganz hinunter zu deinen Füßen fließen. Tief und fest verwurzelt bist du.

- Suche dir einen Konzentrationspunkt vor dir auf Augenhöhe, fixiere ihn und verlagere dein Gewicht auf das rechte Bein.

- Bringe nun mit der Einatmung das linke Knie vorne nach oben und dann öffnest du dein Becken, indem du das Bein anwinkelst und das Knie nach links führst.

- Setze deinen linken Fuß an der Innenseite deines Oberschenkels an. Übe einen leichten Druck aus, damit der Fuß einen guten Halt hat. Tief und ruhig atmen.

- Wenn du dich sicher fühlst, bring deine Hände vor dem Brustkorb zusam-men, in Namaste (der indische Gruß).

- Stabil und geerdet wie ein Baum verweilst du in dieser Übung. Die Wirbelsäule ist lang, innerlich möchtest du wachsen.

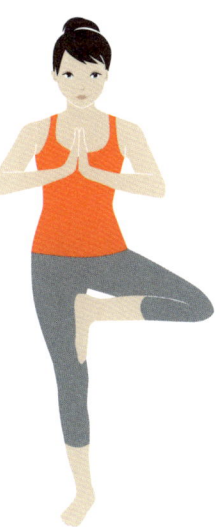

- Bleibe für einige Atemzüge in der Position, dann löse die Asana auf, langsam und bewusst. Kurz nachspüren, erden und mit der anderen Seite üben.

Anmerkung: Achte darauf, dass das Becken schön geöff-net und das Standbein gerade ist; beide Hüftknochen sind nach vorne ausgerichtet. Falls du in den Hüften noch nicht ganz so offen bist, bringe deinen Fuß entweder oberhalb oder unterhalb deines Knies an (nicht auf dem Knie) oder setze seitlich die Zehen auf den Boden, wobei die Ferse dein Bein berührt.

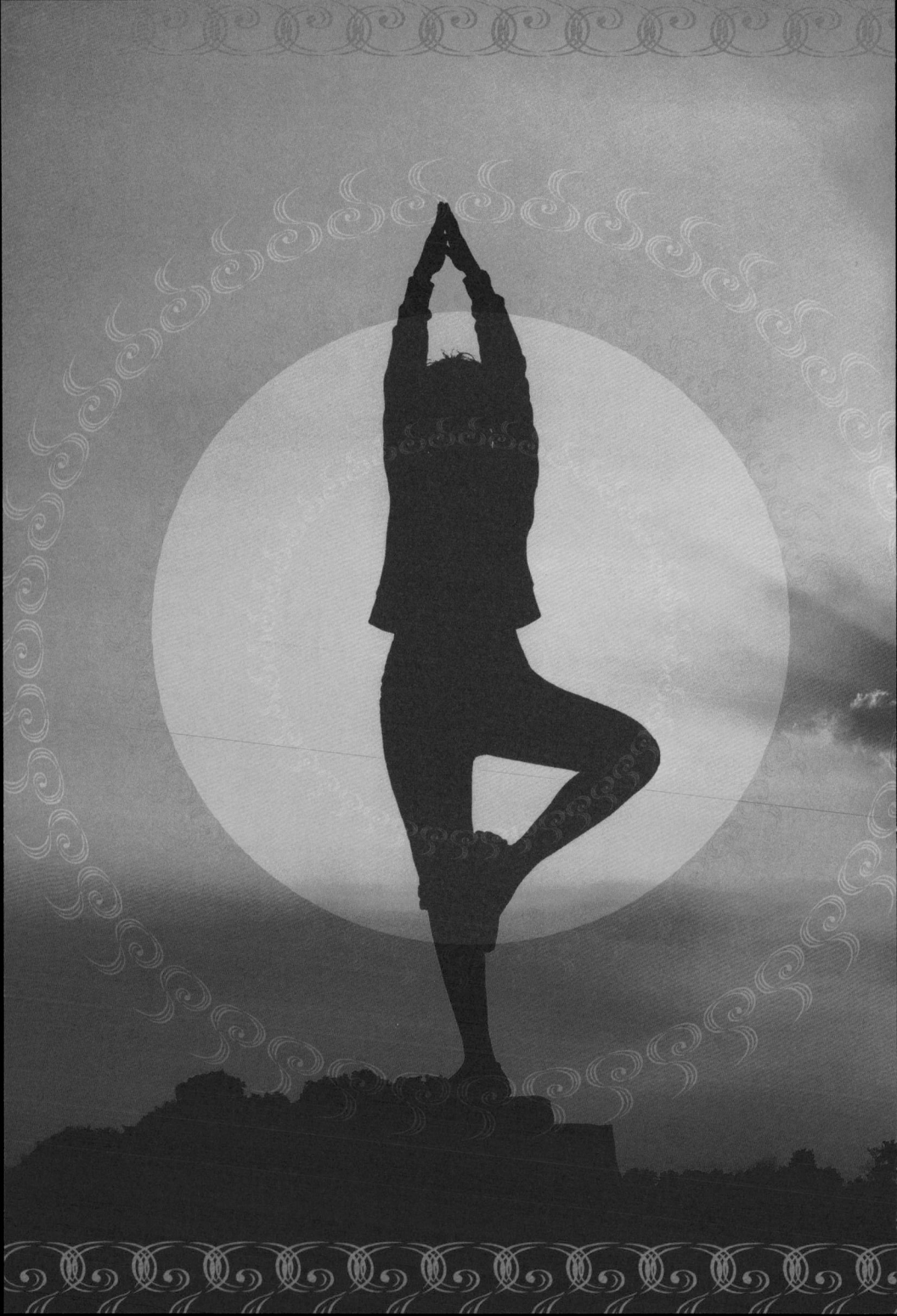

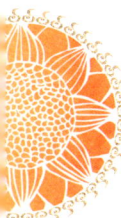

beruhigende wirkung des mondes

22. mondatmung (chandra bhedana)

- Finde wieder einen bequemen, aufrechten Sitz mit gekreuzten Beinen auf deiner Yogamatte.

- Bringe deine linke Hand in chin-Mudra (Vereinigung der individuellen und universellen Energie), indem sich die Spitzen des Zeigefingers und Daumens ganz leicht berühren. Die anderen drei Finger streckst du aus.

- Die rechte Hand führst du vor deinen Kopf in nasagra-Mudra (Achtsam-keits-Mudra, um die Intuition zu fördern). Lege Zeige- und Mittelfinger zwischen deine Augenbrauen (an dein drittes Auge, Ajna-Chakra). Daumen und Ringfinger (kleiner Finger direkt daneben) führst du jeweils ans Ende des Nasenbeins, in die Mulde der Nasenflügel, um jeweils die ein oder andere Nasenseite zu verschließen. Dies kann mit einem ganz leichten Druck erreicht werden.

- Schließe die Augen und mit der Einatmung richte deine Wirbelsäule noch mal bewusst auf, mit der Ausatmung entspanne Gesicht, Schultern und Beine.

- Nun schließe durch einen leichten Druck deines Daumens an deinem rechten Nasenflügel dein rechtes Nasenloch und atme links ein. Dann schließe mit dem Ringfinger das linke Nasenloch und atme rechts aus. Eine Runde ist vollendet durch links ein- und rechts ausatmen.

- Gleichmäßig strömt der Atem ein und wieder aus. Die Finger berühren die ganze Zeit die Kontaktpunkte. Wiederhole diese Atemtechnik mindestens zwölf Mal.

- Chandra Bhedana wirkt beruhigend und kühlend. Sie hilft uns, den Blick nach innen zu richten und zu uns zu kommen. Die Mondatmung ist gut gegen Stress, Gereiztheit oder übermäßige innere Hitze (wie z.B. bei erhöhter Temperatur oder Hitzeschüben).

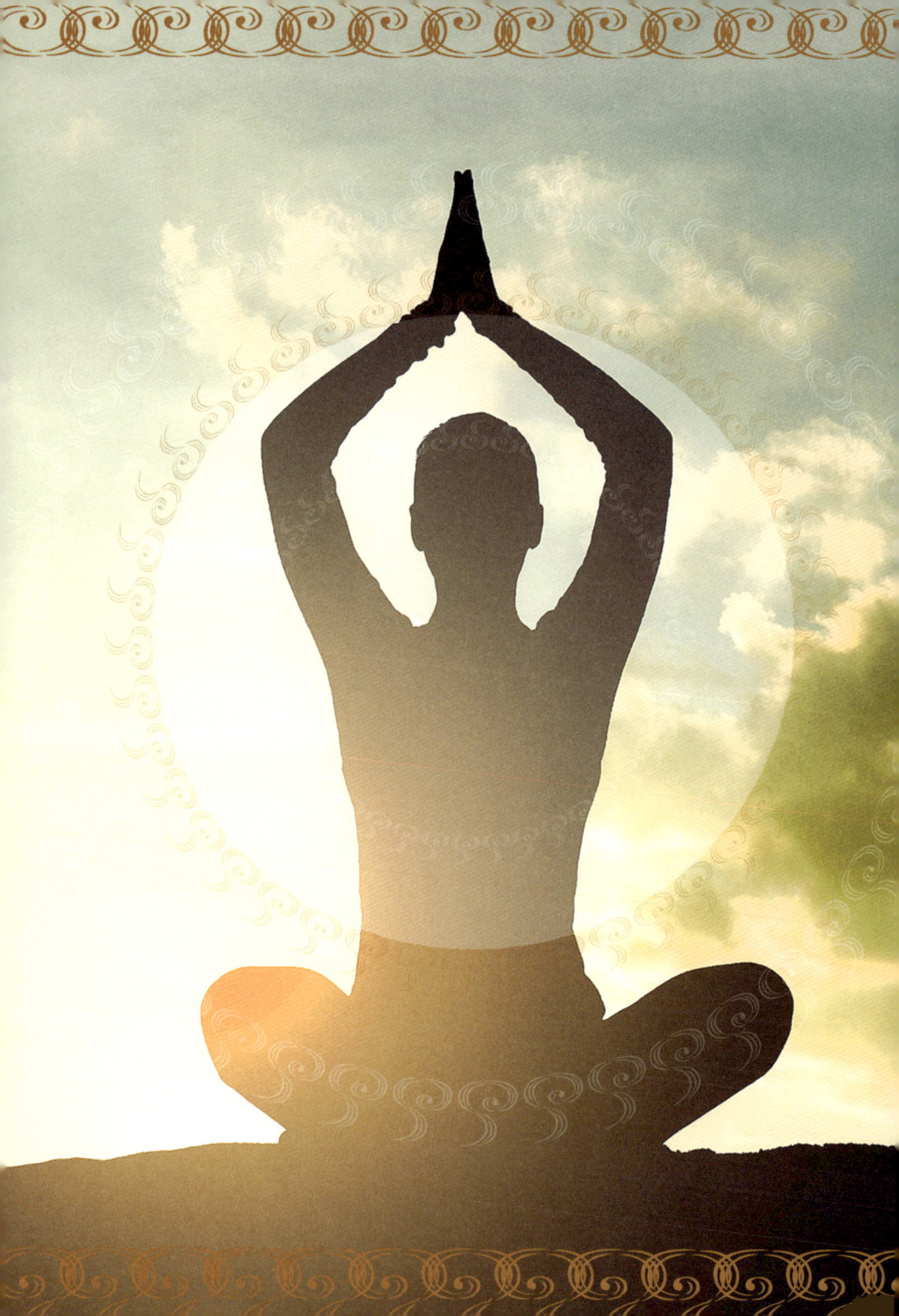

die brücke
zu deinem bewusstsein

23. schulterbrücke
(setu bandha sarvangasana)

- Komme auf deiner Yogamatte zum Liegen. Nimm einige tiefe Atemzüge, um deinen Körper hier auf dem Boden wahrzunehmen.

- Dann winkle die Beine an und stelle sie hüftbreit auf. Deine Fersen sind nah an deinem Gesäß. Die Arme liegen an deinem Körper, Handflächen zeigen nach unten.

- Neige dein Kinn leicht in Richtung Brustkorb, sodass dein Nacken lang und somit entspannt ist.

- Deine Füße haben einen festen Kontakt zum Boden, auch deine Zehen liegen alle auf, sie sind lang und nicht verkrampft. Mit der nächsten Einatmung bringst du dein Becken langsam nach oben, sodass du eine schiefe Ebene bildest, mit der Ausatmung senkst du dein Becken wieder Richtung Boden ab. Versuche, die Bewegung mit deiner Atmung zu synchronisieren.

- Achte darauf, dass der Lendenwirbelbereich (der untere Teil deines Rückens) gut auf dem Boden aufliegt, bevor du mit der nächsten Einatmung dein Becken wieder anhebst. Vielleicht diesmal schon etwas höher.

- Mit der Zeit wirst du merken, dass du nicht nur dein Becken nach oben hebst, sondern zugleich auch den Brustkorb in eine leichte Rückbeuge bringst. Dies wirkt energetisierend und herzöffnend.

- Setu Bandha Sarvangasana bildet eine Brücke zwischen deinem Körper und deinem Bewusstsein. Tiefe Atmung beruhigt zudem deine Gedanken und stärkt die Herz- und Lungen-funktion.

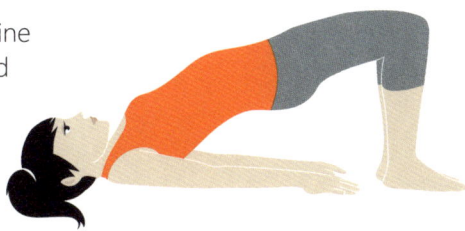

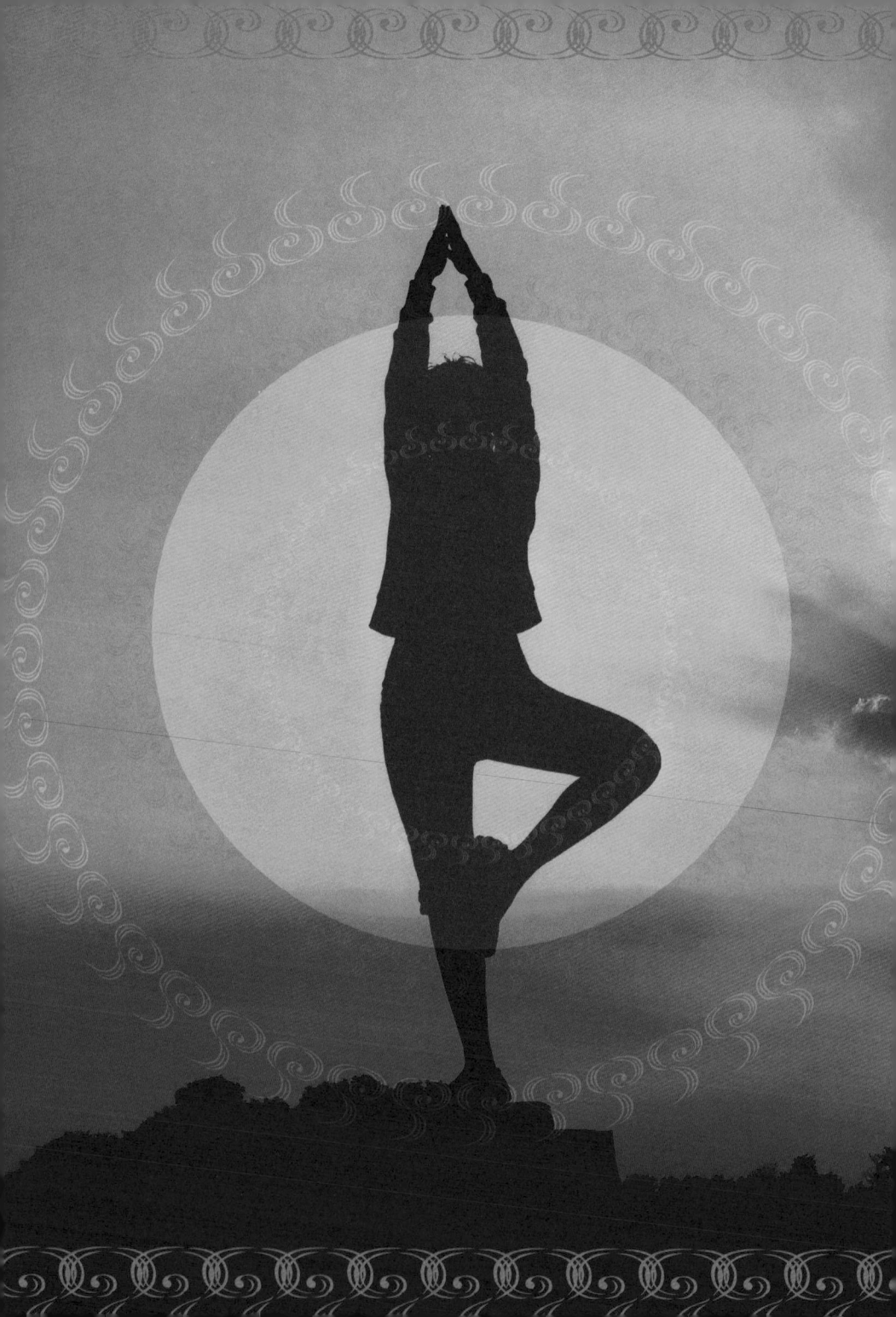

befreiung
von winden und luft

24. knie-brustkorb-stellung (pavanamuktasana)

- Komme in der Mitte deiner Yogamatte auf dem Rücken zum Liegen.

- Nun bringe ein Knie Richtung Brustkorb und umgreife es mit deinen Händen. Hierbei lockerst und dehnst du Hüfte, Becken, Leiste und das Knie. Dann streckst du das Bein wieder aus und übst mit der anderen Seite. Halte die Position mit jedem angewinkelten Bein für einige Atemzüge. Am Anfang ziehe jedoch das Knie noch nicht zu stark heran. Nach und nach kannst du mit jeder Ausatmung mehr in die Dehnung gehen.

- Als Nächstes bringe beide Knie Richtung Brustkorb, umklammere sie und, wenn es geht, hebe deinen Kopf an. Versuche, ein richtig kleines Paket zu machen, aber achte darauf, dass dein Schulterbereich entspannt ist.

- Mit einer tiefen Bauchatmung massierst du deine inneren Bauchorgane sowie den Verdauungstrakt. Nach der ayurvedischen Lehre haben wir oft zu viel Vata (Luft) in unserem Körper, was zu Gelenkerkrankungen oder aber auch Problemen im Verdauungstrakt führen kann. Mit dieser Übung kannst du das ausgleichen.

- Für die letzte Variante legst du deinen Kopf wieder zurück auf den Boden, umgreifst immer noch beide Knie, ziehst die Beine aber nicht so fest an den Brustkorb heran. Dein Lendenwirbelbereich sollte Kontakt mit dem Boden haben. Und wenn es dir gut tut, dann schaukle ein wenig nach rechts und links. Dies sollte sich wohltuend und entspannend auf den unteren Rücken auswirken.

- Dann stelle deine Füße auf, strecke die Beine, schließe die Augen und spüre nach.

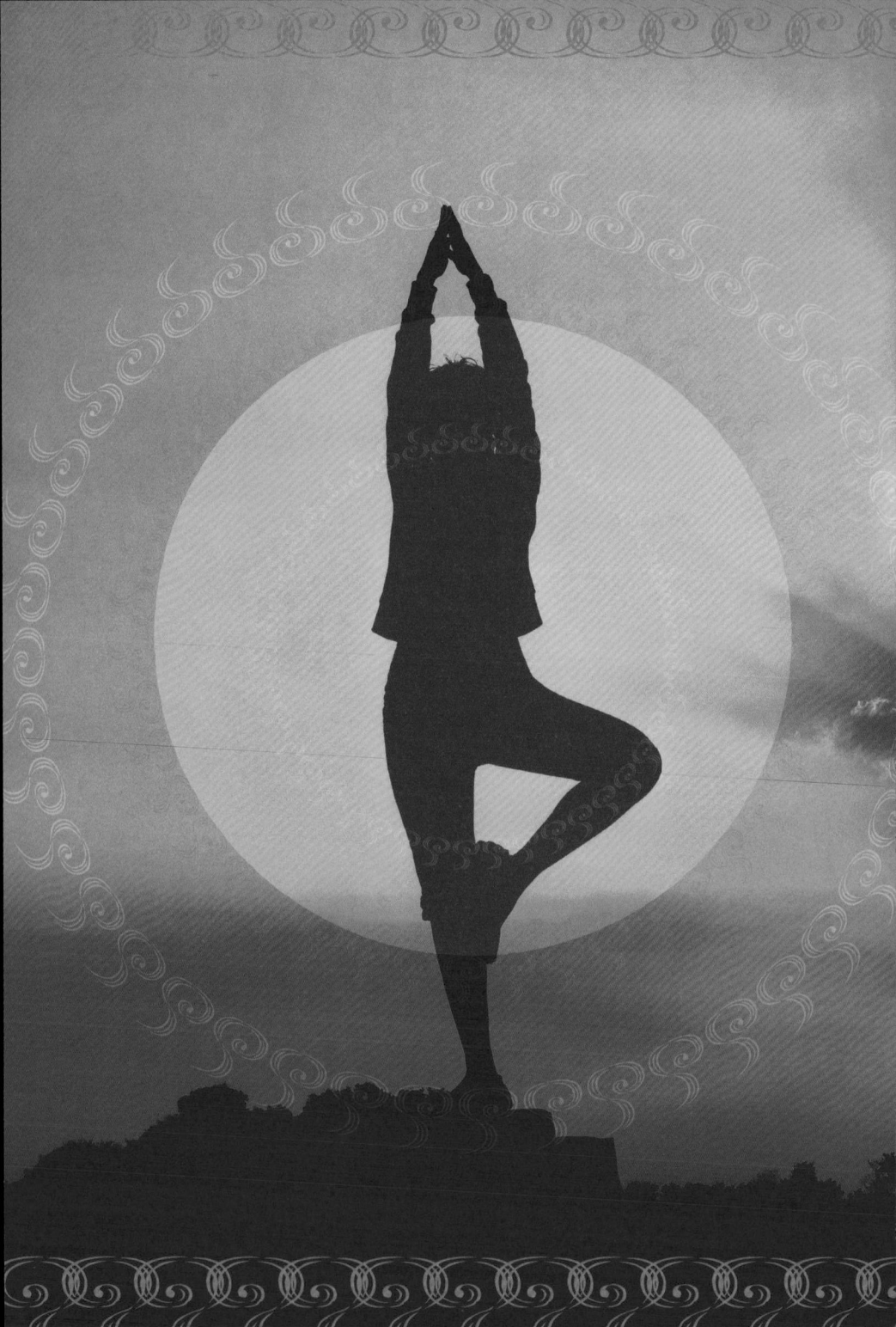

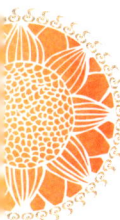

25. blasebalg-atmung (kapalabhati)

- Setze dich mit gekreuzten Beinen auf deine Yogamatte, die Augen sind sanft geschlossen. Dein Rücken ist lang, Schultern und Gesicht entspannt.

- Beide Hände liegen auf den Knien. Übe vorab einige Male bewusst die Bauchatmung. Spüre, wie der Bauch bei der Einatmung nach außen tritt und sich bei der Ausatmung leicht zurückzieht.

- Die Atemtechnik von Kapalabathi ist ein stoßweises Ausatmen (wobei sich hierbei der Bauch schnell nach innen zieht), gefolgt von einem passiven – nicht aktiv herbeigeführten – Einatmen. Gedanklich ist dies zu vergleichen mit dem Vorgang des Naseputzens.

- Richte deinen Rücken bewusst auf und atme ein wenig in den Bauch ein und beginne dann stoßweise auszuatmen. Die Einatmung lässt du einfach geschehen, ganz passiv. Konzentriere dich nur auf die Ausatmung. Die Mechanik ist ähnlich der eines Blasebalgs.

- Eine Runde ist beendet, wenn du einmal eingeatmet und einmal vollständig ausgeatmet hast. Übe etwa 20 Wiederholungen, dies entspricht einer Einheit.

- Danach lasse deinen Atem wieder frei fließen und spüre lange mit geschlossenen Augen nach.

- Gerne kannst du Kapalabhati noch zusätzlich zwei Einheiten üben und nach einer gewissen Zeit die Anzahl der Wiederholungen pro Einheit erhöhen.

Anmerkung: Wenn du Kopfschmerzen bekommen solltest oder dir schwindlig wird, übst du zu intensiv. Verringere den Druck und die Geschwindigkeit beim Ausführen dieser Atemübung.
Diese reinigende Atemübung solltest du nur mit leerem Magen und Darm praktizieren und dir wenn möglich von einem erfahrenen Yogalehrer zeigen lassen.

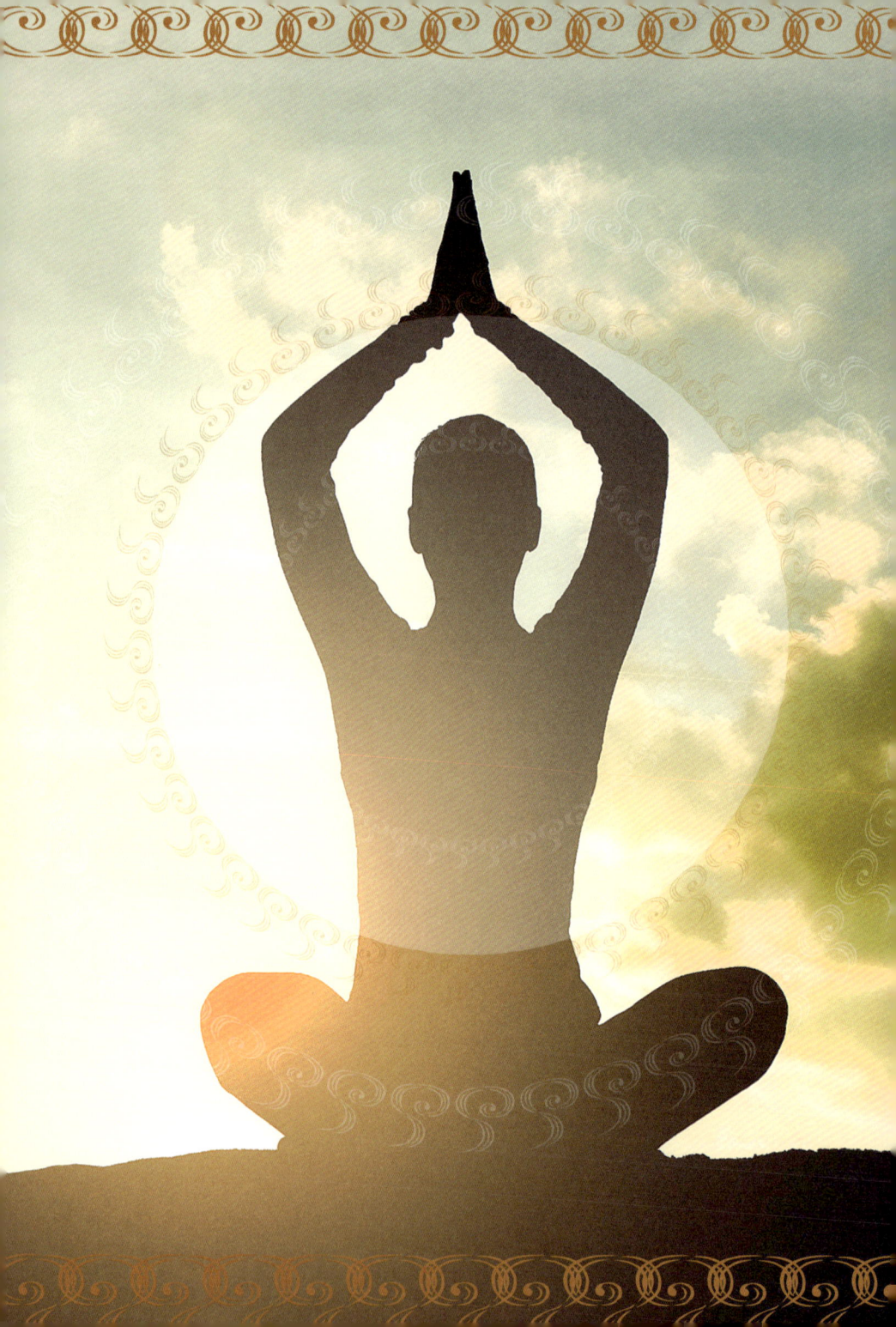

hingabe und dankbarkeit

26. hase (shashankasana)

- Komme zum Knien auf das hintere Ende deiner Yogamatte. Und nun setze dich langsam auf deine Fersen (Diamantensitz).

- Falls du Knieprobleme hast oder dir die Fußrücken schmerzen, dann falte eine Decke (etwas höher) und lege sie entweder unter dein Gesäß oder (etwas niedriger) unter deine Füße. Bei akuten und schwerwiegenden Knieschmerzen solltest du diese Übung vermeiden.

- Wenn du entspannt sitzt, dann schließe deine Augen und nimm einige tiefe Atemzüge.

- Achte darauf, dass du nicht ins Hohlkreuz fällst. Falls ja, dann ziehe vorne leicht dein Schambein nach oben. Gesicht, Schultern und Beine mit der Ausatmung lösen.

- Mit der nächsten Einatmung streckst du deinen Rücken in die Länge und bringst gleichzeitig die Arme nach oben über den Kopf, mit der nächsten Ausatmung neigst du deinen Oberkörper nach vorne, machst ihn lang und streckst deine Arme nach vorne. Deine Finger berühren die Matte und sind gespreizt, deine Stirn liegt auf.

- Bleibe hier, solange du dich wohlfühlst, und gib dich ganz dieser demütigen Haltung hin.

- Atme bewusst und tief in den Bauch, sodass die inneren Bauchorgane massiert werden. Dies wirkt zugleich verdauungsfördernd.

- Der Hase ist eine wohltuende Haltung gegen negative Gedanken und Rastlosigkeit.

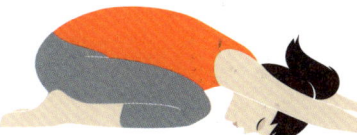

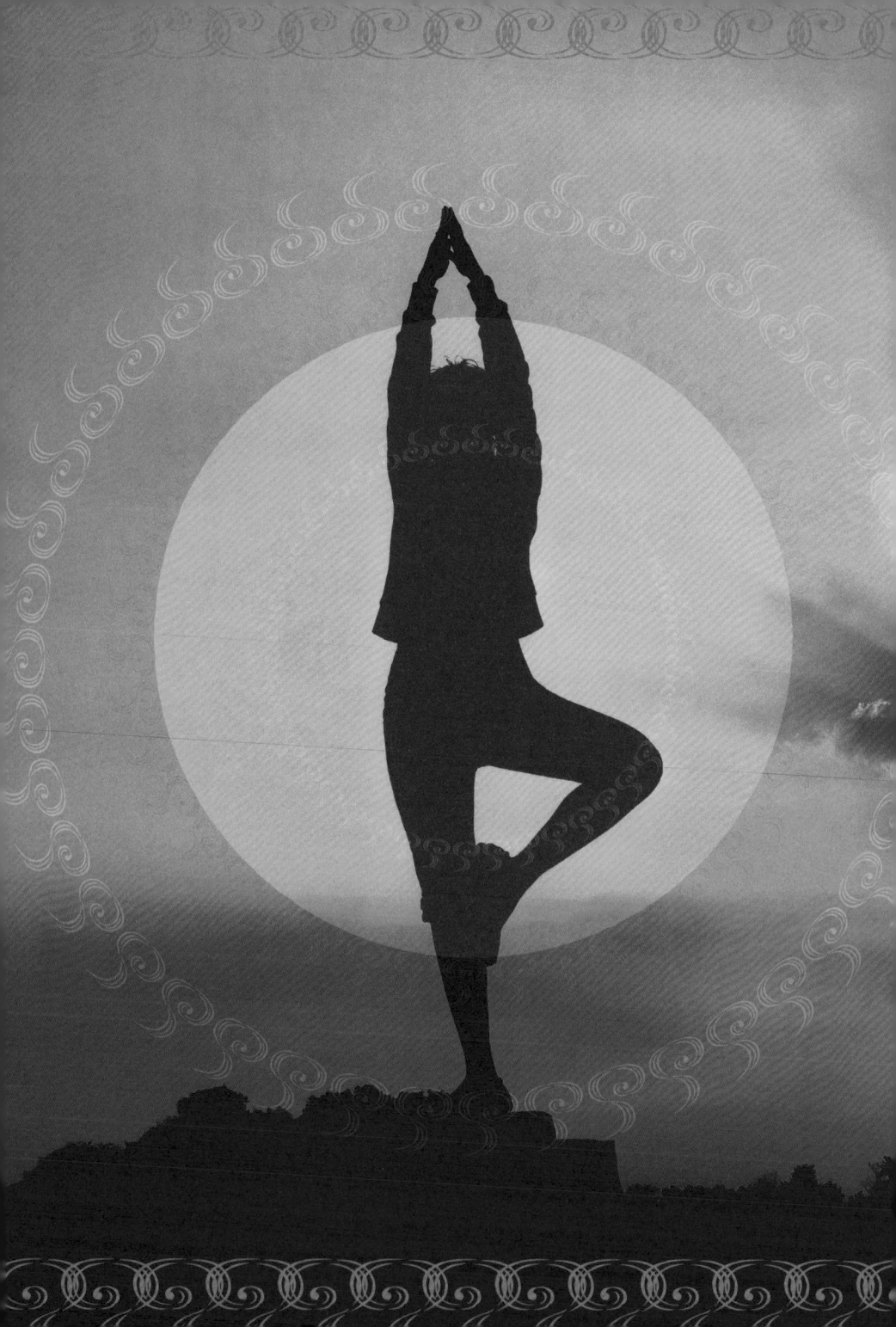

stärkung und dehnung des rückens und der beine

27. herabschauender hund (adho mukha shvanasana)

- Setze dich am hinteren Ende deiner Yogamatte in den Fersensitz. Deine Wirbelsäule richtest du mit der Einatmung aus dem unteren Rücken heraus auf.

- Mit der nächsten Ausatmung neigst du deinen Oberkörper nach vorne und gleitest mit den Händen auf deiner Matte entlang nach vorne, bis der Oberkörper ganz lang ist und die Arme gestreckt sind.

- Deine Finger sind gut gespreizt; spüre eine starke Verbindung über deine Hände mit dem Boden. Mit der nächsten Einatmung komme in den Vierfüßlerstand und stelle deine Zehen auf. Dein Rücken ist lang, die Arme fest.

- Mit der nächsten Einatmung hebe deine Knie vom Boden und bringe deinen Oberkörper und Beine in eine umgedrehte V-Position. Schiebe dich aus der Armkraft nach hinten. Deine Sitzbeinhöcker zeigen nach oben Richtung Decke, dies dient der Verlängerung deines Rückens.

- Mit der nächsten Ausatmung strecke langsam deine Beine, die Fersen streben, so weit es geht, Richtung Boden. Ansonsten winkle deine Beine an. Das Wichtigste ist, dass dein Rücken lang und gerade bleibt. Achte darauf, dass du deine Schultern nicht nach oben ziehst, sondern vielmehr die Schultergelenke nach hinten drehst. Dein Nacken ist entspannt.

- Nimm einige tiefe, bewusste Atemzüge und halte diese intensive Asana nur so lange, wie es sich in diesem Moment für dich gut anfühlt. Ein wenig Anstrengung darf sein, doch solltest du dich nicht überbeanspruchen.

- Wenn du die Position auflösen möchtest, gehe mit der Ausatmung in die Kindposition (Übung 29).

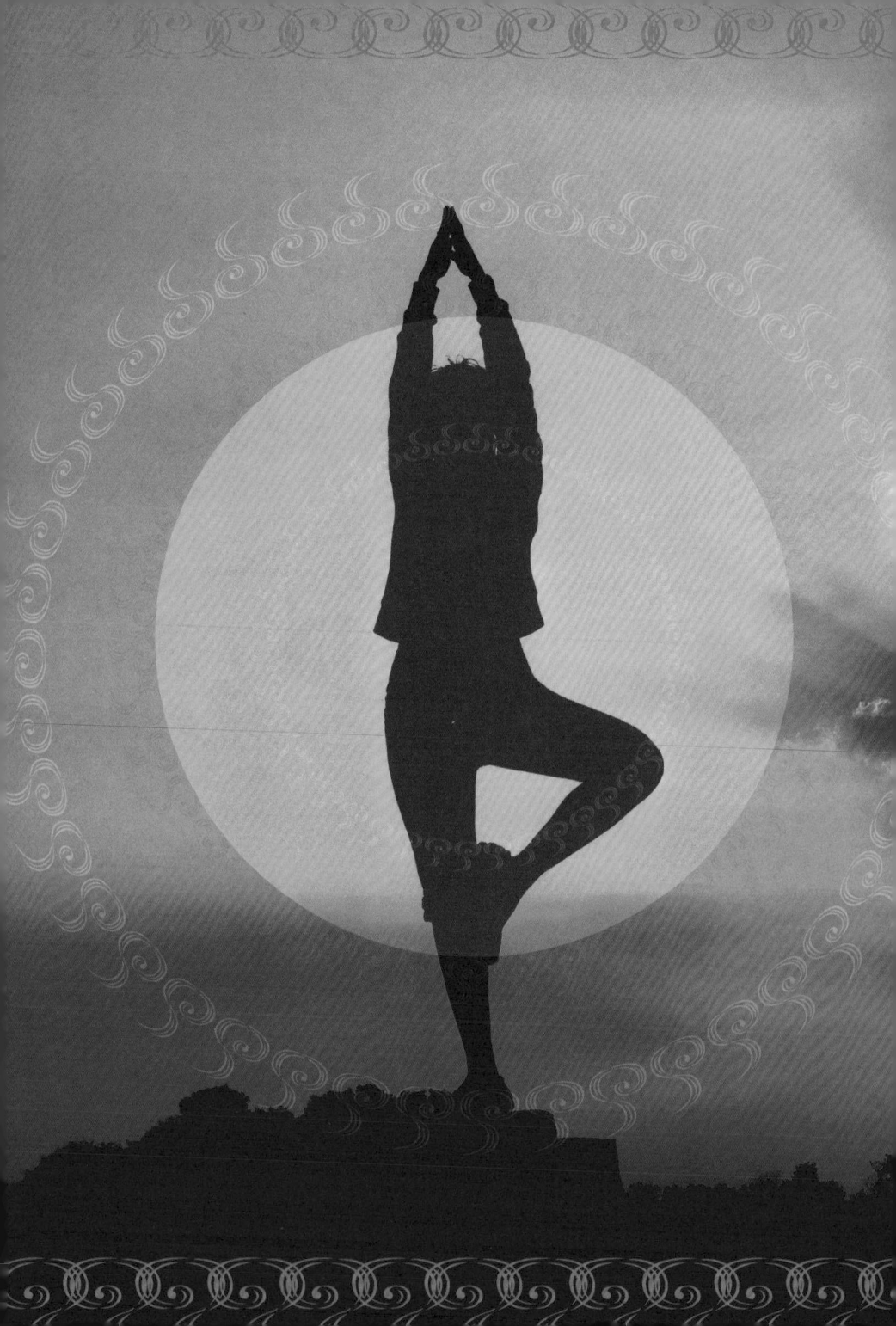

erdung in der rückbeuge

28. heraufschauender hund (urdhva mukha shvanasana)

- Am besten übst du den Heraufschauenden Hund dynamisch im Anschluss an den Herabschauenden Hund (Übung 27).

- Vom Herabschauenden Hund ausgehend bringst du mit der nächsten Ein-atmung deinen Oberkörper nach vorne bis über die Handgelenke. Sen-ke dein Becken ein wenig ab. Doch nur so weit, dass du keinen Druck im Lendenwirbelbereich verspürst.

- Deine Arme sind gestreckt und stabil. Über deine Hände fühlst du dich geerdet. Deine Schultergelenke rotierst du nach hinten, von den Ohren weg. Wenn dein Nacken nicht verspannt ist, kannst du deinen Kopf etwas nach hinten neigen, deinen Blick richtest du nach oben.

- Du bist nun im Aufschauenden Hund und dehnst die gesamte Körpervorder-seite, kräftigst deine Arme, deine Beine und deinen unteren Rücken.

- Diese Asana dient wie jede Rückbeuge zugleich der Herzöffnung. Versuche, tief in den Brustkorb einzuatmen und über den unteren Rücken auszuatmen.

- Du kannst dann wieder ausatmend in den Herabschauenden Hund kommen (deine Beine und der Rücken sind hierbei leicht angespannt) und einatmend zurück in den Heraufschauenden Hund.

- Übe diese Abfolge einige Male, min-destens fünf bis sieben Mal. Danach entspannst du wieder in Balasana (Übung 29).

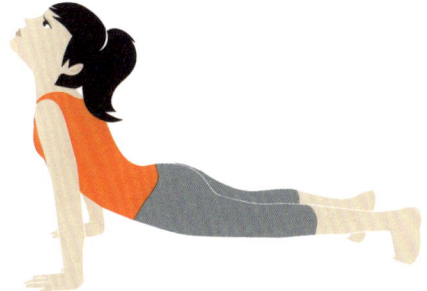

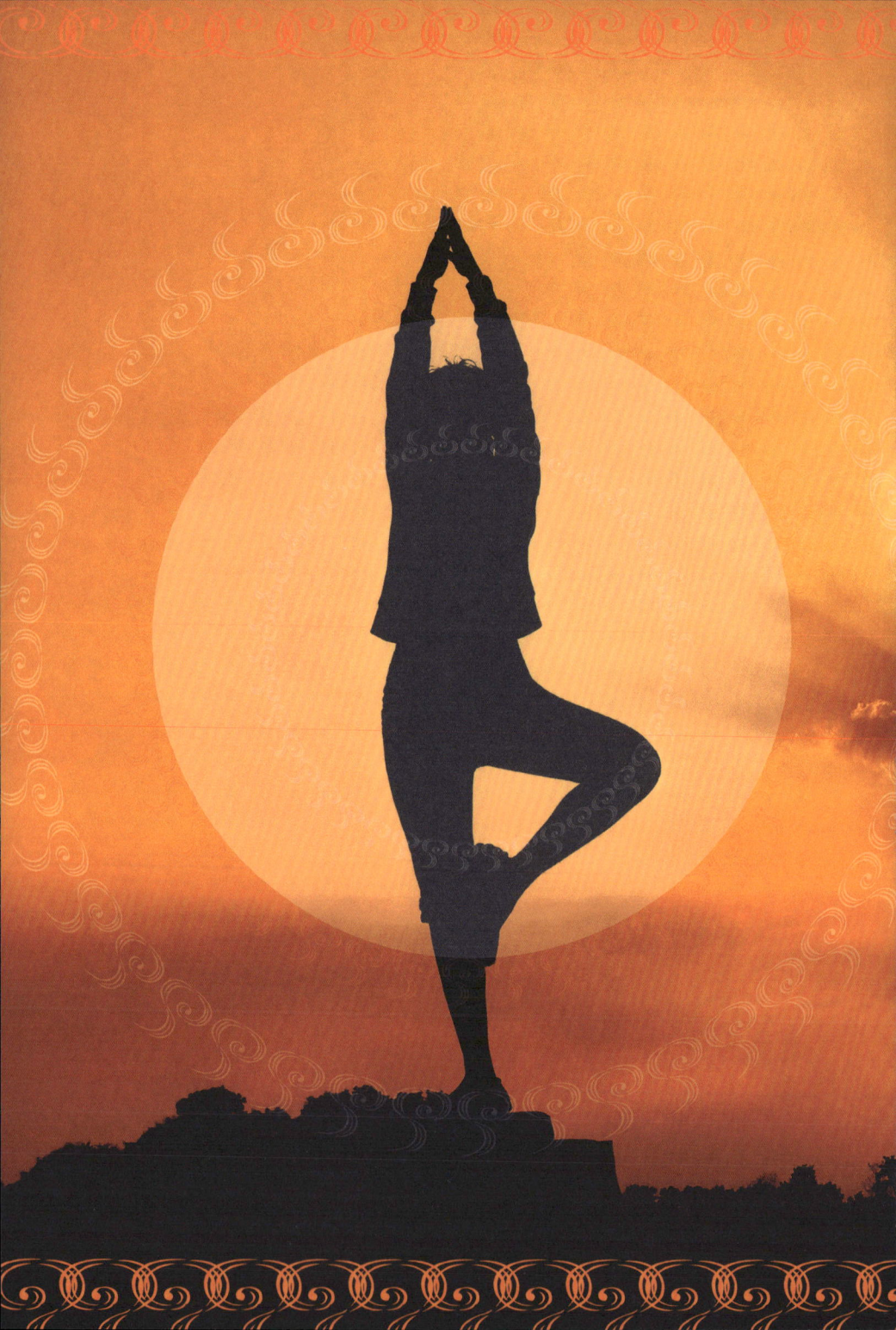

entspannung und hingabe

29. kindposition (balasana)

- Komme auf deiner Yogamatte im hinteren Drittel kurz in den Fersensitz.

- Mit der nächsten Einatmung richte deine Wirbelsäule aus dem unteren Rücken heraus auf. Achte darauf, dass du nicht ins Hohlkreuz kommst.

- Mit der nächsten Ausatmung neige deinen Oberkörper langsam nach vorne. Deine Stirn liegt auf und die Arme liegen am Boden entlang deiner Beine, Handflächen blicken nach oben.

- Falls du im Nacken Druck verspürst, kannst du auch deine Fäuste übereinander unter deinem Kopf platzieren und deine Stirn darauf ablegen. Leicht geöffnete Knie bringen zudem noch mehr Entspannung.

- Mit jeder Ausatmung sinkst du tiefer in den Boden und lässt alles los. Vor allen Dingen entspanne den Schulterbereich, unteren Rücken und deine Beine.

- Auch deine Gedanken kannst du nun loslassen. Hier ist nichts mehr zu tun, als dich ganz der Erde hinzugeben, mit Vertrauen und Dankbarkeit.

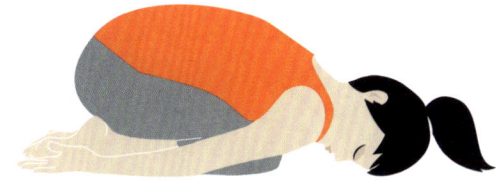

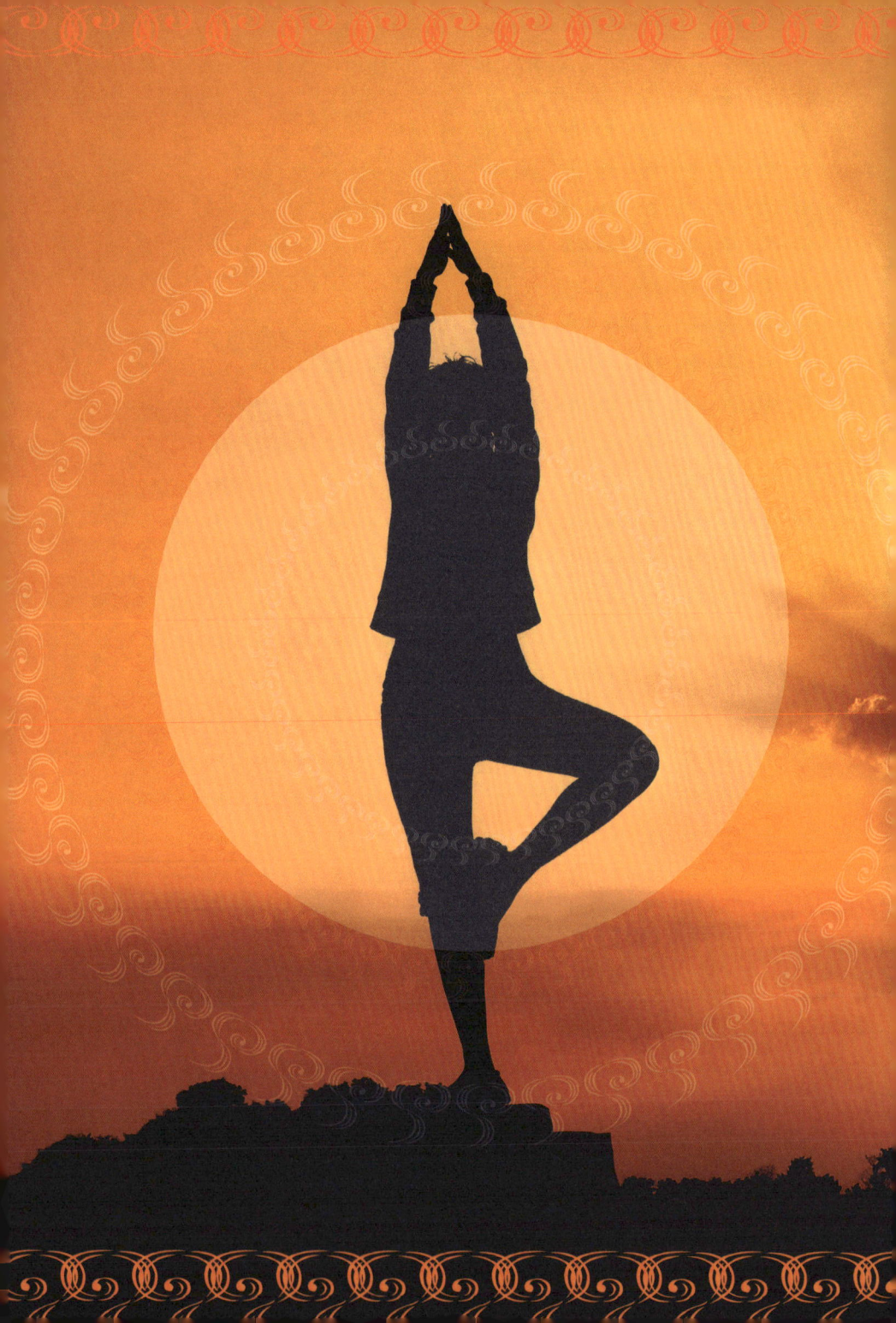

das verstehen
meiner selbst

30. selbsterkenntnis

- Der Weg der Selbsterkenntnis hilft uns, unsere Verhaltensweisen, Gedanken und Gefühle richtig und klar verstehen zu können. Dafür ist es wichtig, dass wir innehalten und uns voll und ganz uns selbst zuwenden. Denn nur so können wir ein ungefärbtes Bild von uns selbst entwickeln.

- Wahre Selbsterkenntnis beginnt mit dem Annehmen unserer selbst, objektiv, ohne Wertung, ohne Verurteilung.

- Es gilt zu hinterfragen, was bestimmte Situationen in uns bewirken. Und warum diese Situationen unschöne Gefühle wie Traurigkeit, Aggression, Wut oder Enttäuschung in uns auslösen oder dazu führen, dass wir uns verletzt, ungeliebt oder missverstanden fühlen. Ist zum Beispiel eine Reaktion auf eine bestimmte Aussage meines Partners angemessen? Oder haben sich heute bereits viele unschöne Momente angesammelt, sodass eine Kleinigkeit das Fass zum Überlaufen bringt und ich übermäßig reagiere?

- Dem nachzugehen erfordert nicht nur Entschlossenheit, sondern auch Mut. Denn es kann sein, dass wir Dinge in uns entdecken, die bisher im Verborgenen lagen; aber auch diese wollen betrachtet und aufgelöst werden.

- Nun bist du gefragt, genau in dich hineinzuhorchen: Was ist wann geschehen und hat deine Wut zum Köcheln gebracht?

- Ist es wirklich die Aussage deines Partners oder eher eine Situation, mit der du zum Beispiel in der Arbeit nicht zurechtkamst, oder etwas, womit du selbst unzufrieden bist?

- Jedes Gefühl, Muster, jede Verhaltensweise, Eigenschaft und Reaktion solltest du dir ansehen, um von dir ein echtes, unverfälschtes Bild zu erhalten. Verstehen fördert Auflösung, schafft Selbstbewusstsein, Selbstvertrauen, Selbstliebe.

- Nur so ist es möglich, sich anderen Menschen liebevoll zu öffnen.

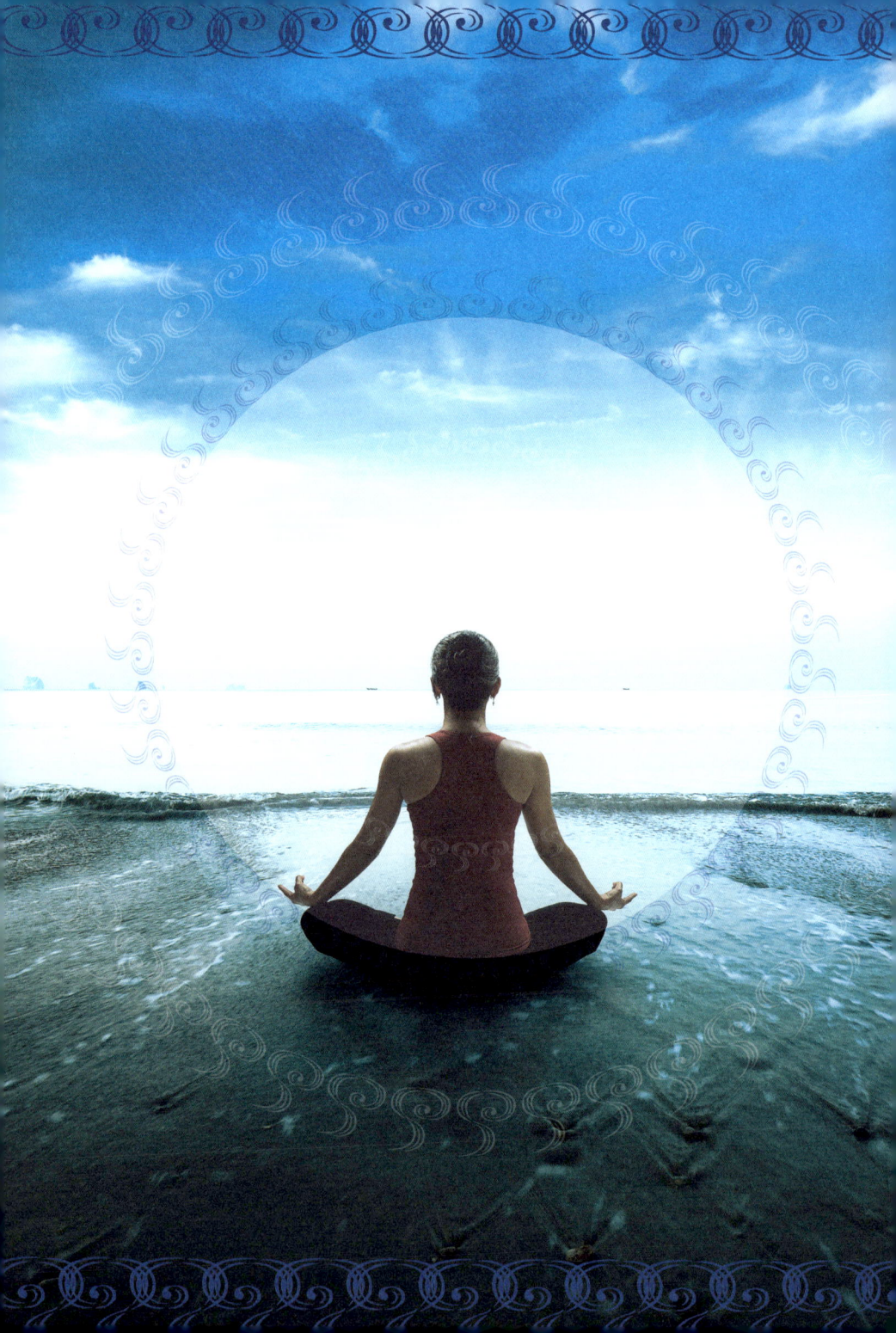

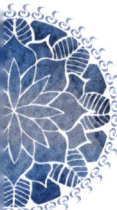

die begegnung mit anderen

31. verhalten verstehen

- Oftmals ist es so, dass wir in der Begegnung mit einem neuen Menschen auch uns selbst neu begegnen können. Dies kann nur geschehen, wenn wir unvoreingenommen, frei und offen dieser Begegnung gegenübertreten. Dafür ist es hilfreich, sich mit sich selbst und seinen Gedanken zu beschäftigen.

- Stelle dir folgende Fragen:

- Was denke und fühle ich, bevor ich einer neuen Person begegne?

- Wenn ich jemanden kennenlerne, welche gedanklichen und emotionalen Mechanismen werden dadurch aktiviert?

- Welche Gedanken oder Gefühle lösen bestimmte Eigenschaften oder Aussagen dieser Person bei mir aus?

- Welche Gedanken und Gefühlsregungen kann ich meiner eigenen Person zuschreiben, ausgelöst durch mein Gegenüber?

- Sind bestimmte Gedankengänge entstanden, weil ich mich unsicher, überlegen, unterlegen, überfordert, bedrängt oder angegriffen gefühlt habe?

- Sind besondere Gefühle aufgetreten, weil ich angstvoll, erwartungsvoll oder voreingenommen in die Begegnung hineingegangen bin?

- Warum habe ich mich auf eine bestimmte Art und Weise diesem Menschen gegenüber verhalten?

- War ich ich selbst?

- Wie hat sich mein Zustand während und nach dem Treffen verändert?

- Welche Erkenntnisse kann ich aus meinem Verhalten für mich ziehen?

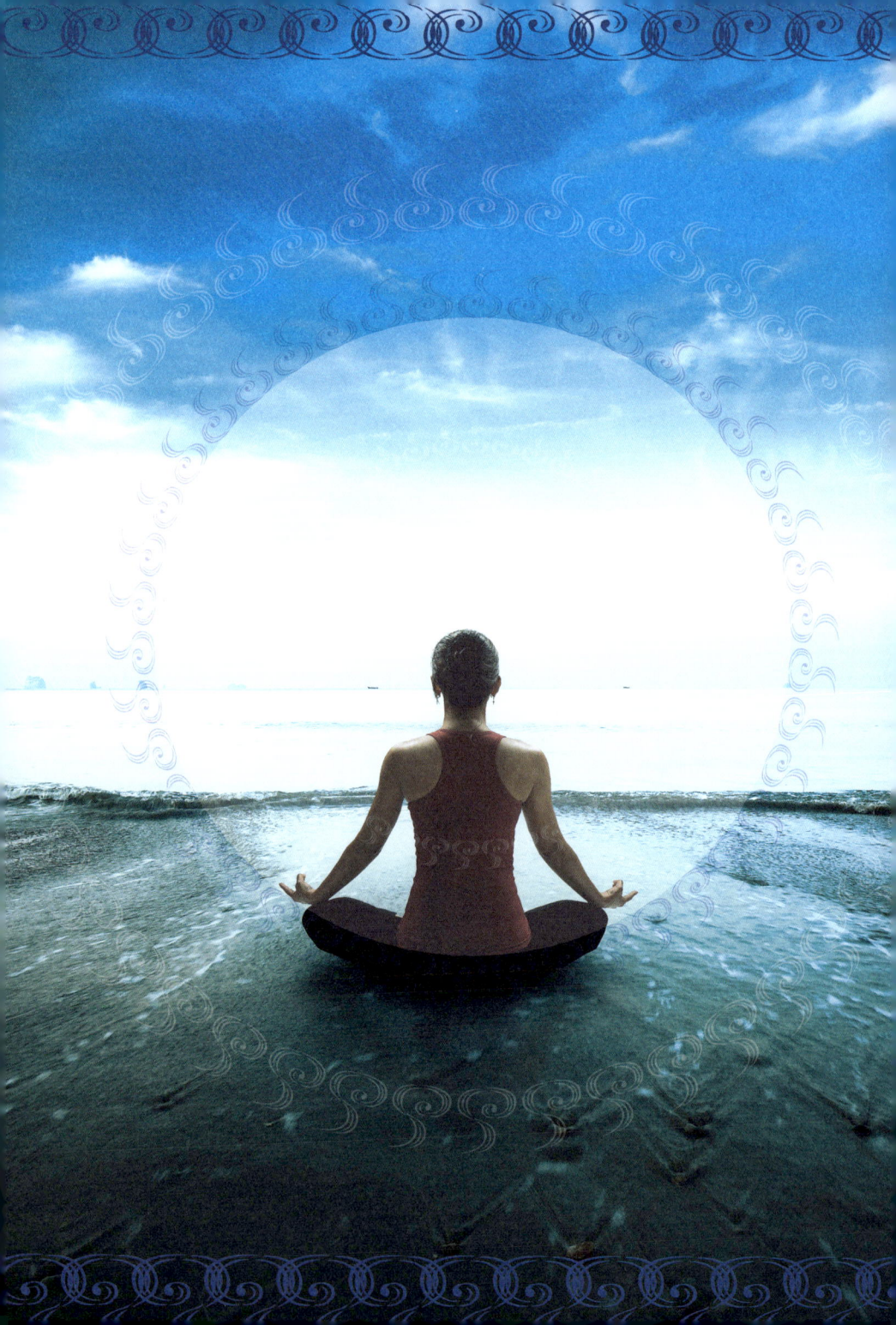

32. tiefe bauchatmung

- Komme entspannt auf deinem Rücken zum Liegen. Du kannst diese Atem-übung auf dem Boden liegend, auf dem Sofa oder auch im Bett praktizieren. Allerdings solltest du ganz flach liegen und seitlich neben deinem Körper ein wenig Platz haben, um deine Arme bequem abzulegen.

- Deine Beine sind lang ausgestreckt, die Füße fallen leicht nach außen. Nimm einige tiefe Atemzüge, um dich mit deinem Untergrund vertraut zu machen. Gerne kannst du deine Augen schließen.

- Nun lenke deine Aufmerksamkeit auf die Beobachtung deines Atems. Einfach nur wahrnehmen, nicht werten, nichts verändern. Versuche, als stiller Beob-achter zu fungieren.

- Als Nächstes lege deine linke Hand auf deinen Bauch. Positioniere die Hand so, dass dein Ellbogen noch Kontakt mit dem Boden hat. Und nun nimm einige bewusste Atemzüge in den Bauchraum. Spüre, wie dein Bauch bei der Einatmung nach außen tritt und leicht gegen die Handinnenfläche drückt. Mit der Ausatmung sinken Bauch und Hand wieder ab.

- Verlangsame deinen Atem und finde dich in einem gleichmäßigen Rhythmus ein. Atme tief ein und lange aus. Übe diese beruhigende Atempraxis, solange es sich für dich gut anfühlt.

- Bleibe mit deiner Aufmerksamkeit immer bei der Beobachtung und Lenkung deines Atems. Wo findet er statt und wie findet er statt? Atme ruhig, sanft und gleichmäßig.

- Diese Übung kannst du anwenden, wenn du gestresst bist, dich unaufhörlich zu viele Gedanken beschäftigen oder du unter Schlafstörungen leidest. Nach einer gewissen Zeit wirst du eine positive Veränderung bemerken.

- Deine Gedanken und somit du selbst kommen zur Ruhe.

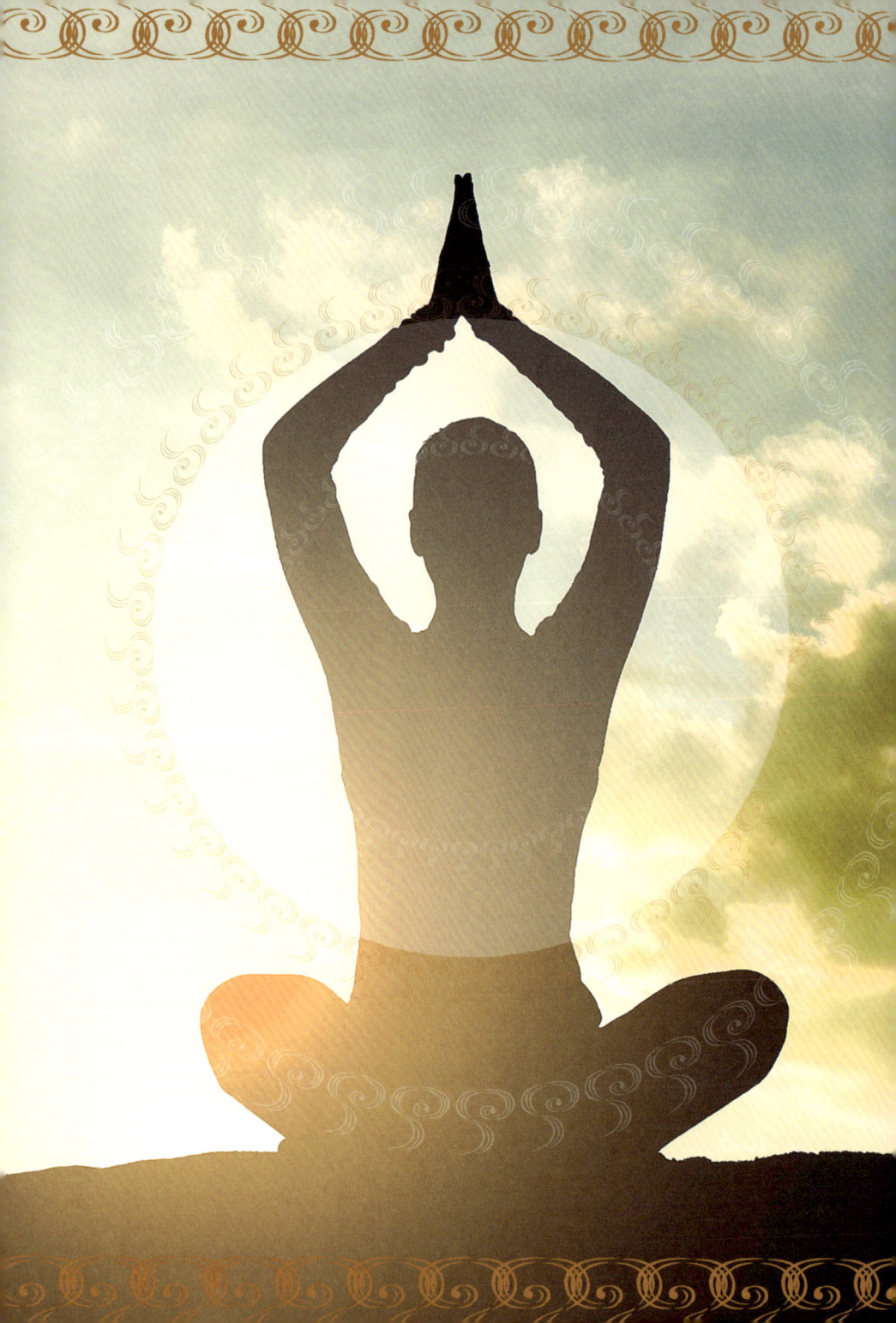

massage
deiner bauchorgane

33. krokodil (makarasana)

- Komme auf deiner Yogamatte in die Rückenlage. Lasse deinen Atem ruhig und gleichmäßig in den Bauch fließen. Nimm deinen Körper in Kontakt mit der Erde wahr.

- Führe deine Arme auf dem Boden ausgestreckt auf Schulterhöhe, die Handflächen kannst du nach oben drehen. Dein Kopf ist an einem langen Nacken. Stelle die Beine auf und bringe deine Fersen nahe an dein Gesäß.

- Atme ein, mit der Ausatmung lasse beide Knie nach links sinken. Den Kopf drehst du gleichzeitig leicht nach rechts. Versuche nun, tief in den Bauch zu atmen. Nimm auch die Bewegung des Bauchraumes bei der Einatmung wahr.

- Diese Übung sollte entspannend für die Wirbelsäule sein und deine Gedanken beruhigen. Deine Knie müssen nicht den Boden berühren. Wenn du irgendwo eine Anspannung spürst, dann lass die Knie nicht so weit Richtung Boden sinken. Bleibe für mindestens sechs bis zwölf Atemzüge in dieser Position.

- Mit der nächsten Einatmung bringe langsam Knie und Kopf wieder zurück zur Mitte, kurze Atempause. Mit der Ausatmung senke deine Knie nach rechts ab und drehe deinen Kopf leicht zur linken Seite.

- Schließe dabei die Augen. Atme wieder für einige tiefe, gleichmäßige Atemzüge in den Bauch. Neben dem Effekt der Entspannung im unteren Rücken und der leichten Drehung in der Wirbelsäule, geben wir bei dieser Übung unseren Bauchorganen ein sanfte Massage.

- Mit der Einatmung bringe beide Knie wieder nach oben, richte deinen Kopf mittig aus und strecke mit der Ausatmung langsam deine Beine aus. Spüre einige Momente nach.

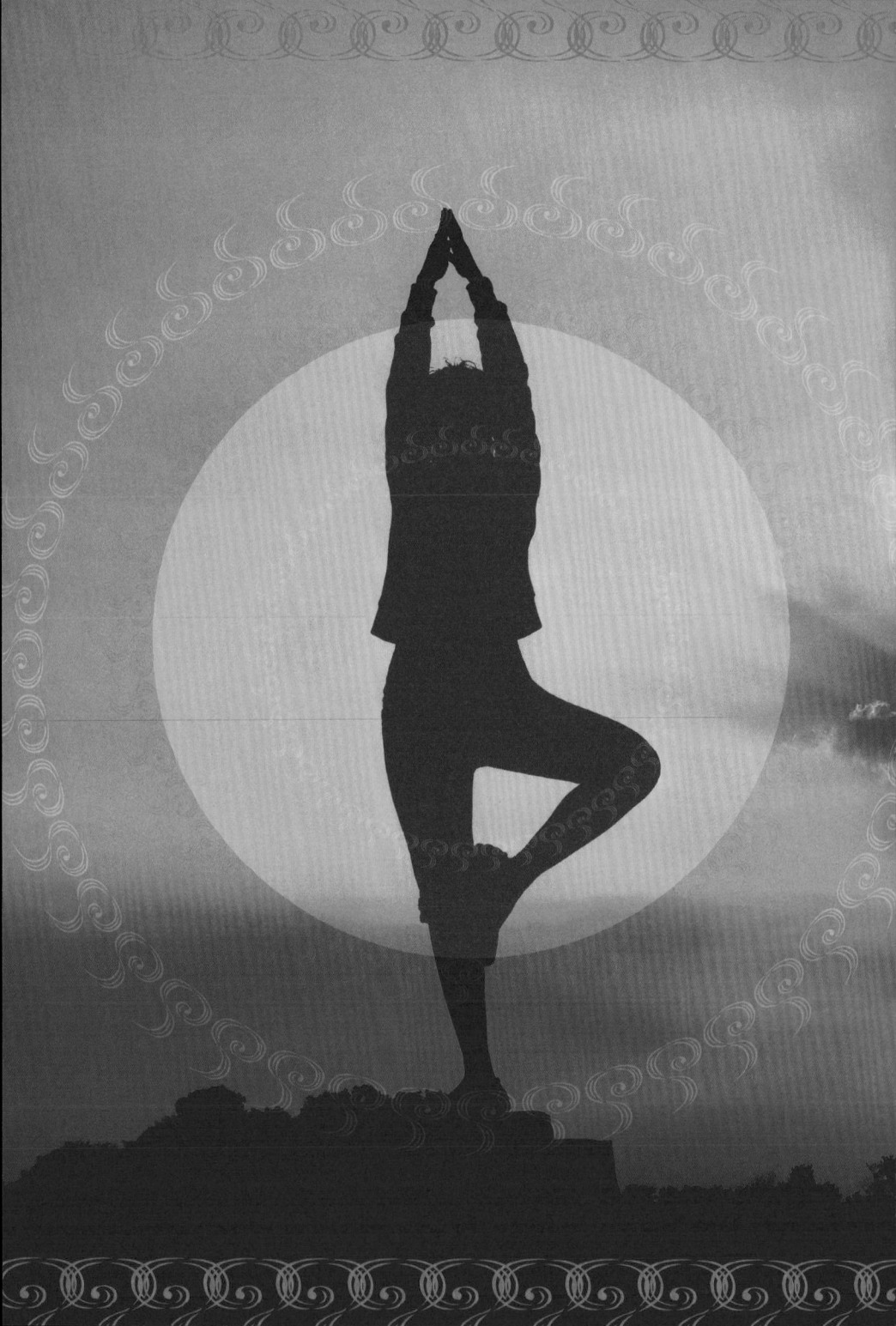

ein flexibler rücken für ein flexibles sein

34. leichter drehsitz (ardha matsyendrasana)

- Komme im Fersensitz in der Mitte deiner Yogamatte zum Sitzen. Nimm dir einige Augenblicke, um bewusst im Hier und Jetzt anzukommen.

- Dann setze dich links neben deine Ferse und stelle das rechte Bein auf, sodass der rechte Fuß neben deinem linken Knie Platz findet.

- Greife dein aufgestelltes rechtes Knie mit beiden Händen und bringe mit der Einatmung ganz bewusst den Rücken in die Länge. Beide Gesäßhälften haben einen guten Kontakt mit dem Boden. Mit der Ausatmung drehst du dich leicht nach rechts auf. Die rechte Hand stützt du hinter dem Rücken mittig auf. Der linke Arm umgreift das rechte Knie.

- Gehe zu Beginn nicht zu weit in die Drehung, auch dein Kopf sollte anfangs in der Verlängerung deiner Wirbelsäule sein. Mit der Zeit kannst du mit jeder Ausatmung etwas intensiver in die Drehung gehen.

- Atme tief in den Bauch. Mit allen Drehhaltungen können wir Gifte aus dem Körper befördern, sowohl körperlicher, mentaler als auch emotionaler Natur.

- Dann löse bewusst die Übung auf dieser Seite auf, komme über die Mitte kurz in die Gegendrehung. Danach übe ebenso achtsam die andere Seite.

Achtung: Bei Drehhaltungen ist es immer wichtig, erst mit der Einatmung die Wirbelsäule aus dem unteren Rücken heraus aufzurichten und dann mit der Ausatmung (erst mal sanft) in die Drehung zu gehen. Wir erwirken dadurch, dass wir zwischen den Wirbelkörpern Raum schaffen, um nicht auf den Bandscheiben zu drehen.

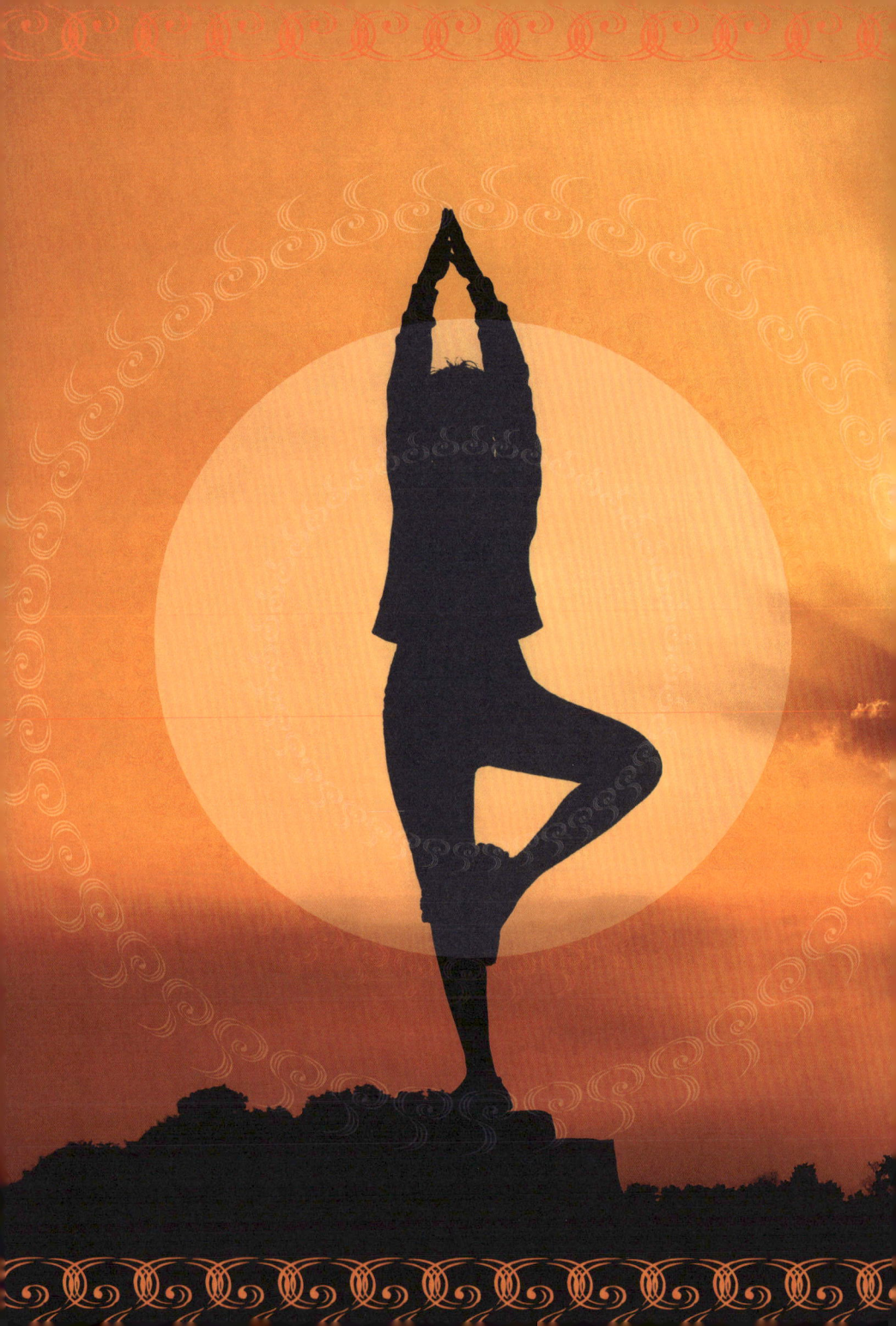

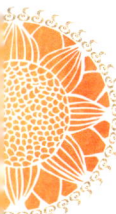

harmonisierung auf allen ebenen

35. wechselatmung (nadi shodhana)

- Komme in einen bequemen aufrechten Sitz mit gekreuzten Beinen. Oder wenn es für dich angenehmer ist, kannst du dich auch im Fersensitz einfinden. Du solltest fünf bis zehn Minuten entspannt sitzen können.

- Bringe die rechte Hand in mrgi-Mudra. Klappe Zeige- und Mittelfinger der rechten Hand ein (die anderen Finger streckst du weg) und führe diese an das Ende deines Nasenbeins, in die weichen Nasenmulden. Die linke Hand ist in chin-Mudra (Zeigefinger und Daumen berühren sich sanft; wir verbinden hierbei die individuelle und universelle Energie).

- Atme tief ein und aus. Nun verschließe sanft mit dem Daumen deiner rechten Hand das rechte Nasenloch und atme links ein. Kurze Atempause. Verschließe dann das linke Nasenloch (mit dem Ringfinger), öffne das rechte und atme rechts aus. Kurze Atempause. Rechts ein, rechtes Nasenloch verschließen, Pause, links öffnen und ausatmen.

- Eine Runde ist beendet, wenn du wieder links ausatmest. Wiederhole die Übung anfangs zwölf Mal, mit geschlossenen Augen.

- Nach einiger Praxis kannst du gerne drei Einheiten üben und die Anzahl der Runden erweitern. Mit der Zeit versuche, die Dauer der Atemphasen (Einatmung, Pause, Ausatmung, Pause) zu verlängern. Doch dies ohne Druck und Ehrgeiz.

- Die Wechselatmung hilft uns, unsere beiden Gehirn- und Körperhälften auszubalancieren. Der rechte Nasengang ist der Sonne zugeordnet und steht für Wärme, Intellekt, Aktivität und männliche Energie. Der linke Nasengang ist dem Mond zugeordnet und repräsentiert Ruhe, Kühle sowie weibliche Energie. Der Mond steht auch für Reflektion, was uns eine Innenschau ermöglicht.

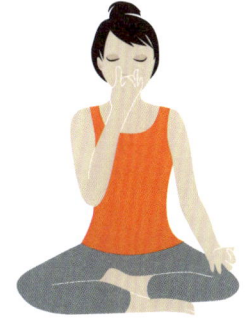

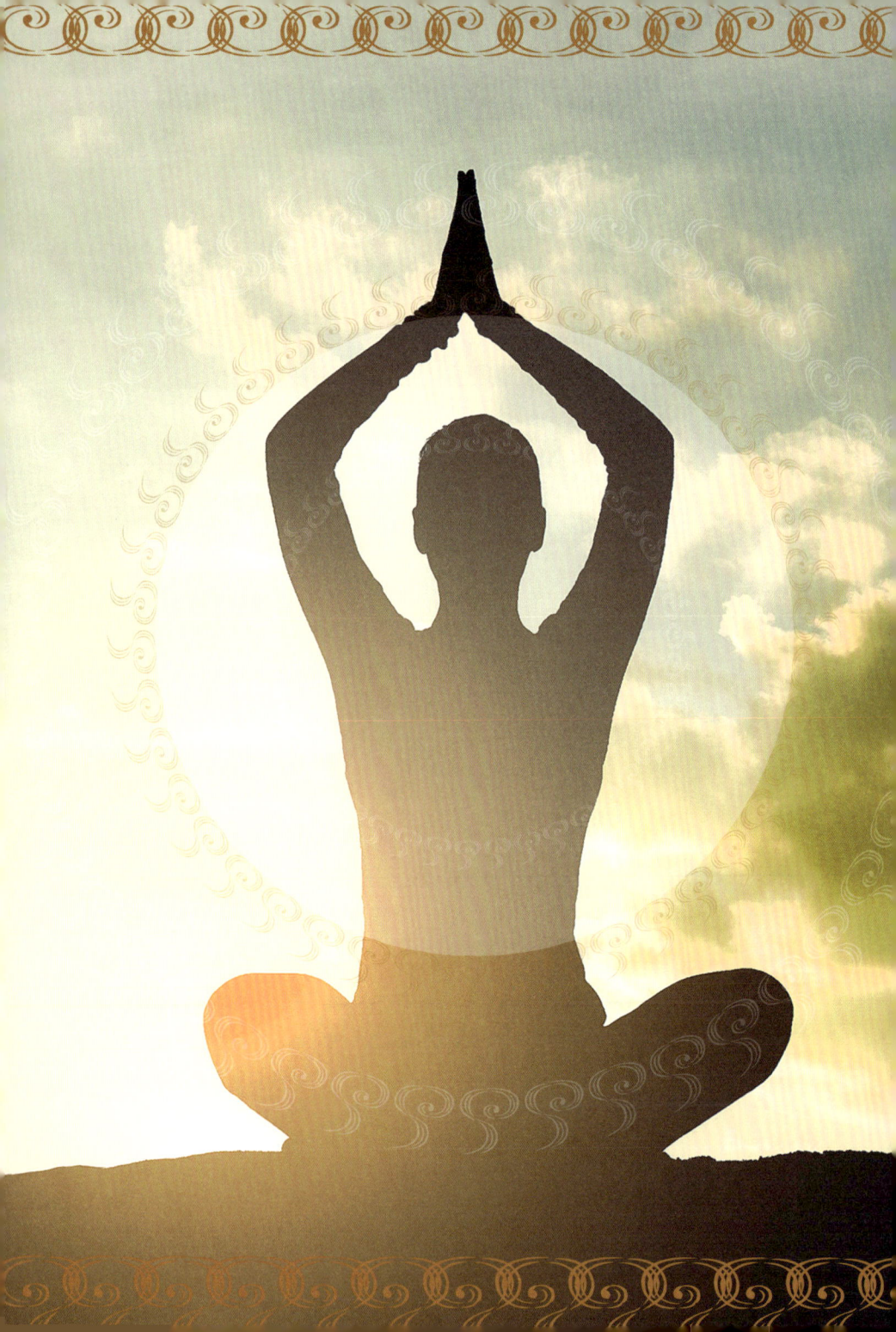

stille in der bewegung

36. palme (talasana)

- Komme auf deiner Matte zum Stehen und setze deine leicht geöffneten Füße bewusst auf. Bringe dich mit deiner Atmung in diesen Moment und fühle den Boden unter dir. Deine Arme sind leicht nach außen gedreht wie bei der Berghaltung (Übung 8).

- Dann suche dir auf Augenhöhe einen Konzentrationspunkt. Fixiere ihn und halte den Blick während der ganzen Übung darauf gerichtet.

- Langsam verlagerst du dein Gewicht auf die Zehen, ohne dabei deine Stabilität zu verlieren.

- Mit der nächsten Einatmung hebst du ein wenig die Fersen vom Boden ab und bringst gleichzeitig die Arme über die Seiten gestreckt nach oben, bis du über deinem Kopf die Handflächen schließen kannst. Kurze Atempause. Stille.

- Mit der nächsten Ausatmung senkst du die Arme seitlich ausgestreckt wieder ab und setzt deine Fersen wieder zurück auf den Boden auf. Pause. Ruhe.

- Versuche, beim nächsten Mal darauf zu achten, dass du die Bewegung der Fersen und Arme synchron zu deiner Atmung ausführst.

- Gehe nicht zu weit auf deine Zehenspitzen, sondern achte eher darauf, dass du die Übung ruhig und stabil ausführst.

- Wiederhole diese Balanceübung mehrere Male. Wenn du dich absolut sicher und stabil fühlst, kannst du Talasana auch einmal mit geschlossenen Augen versuchen.

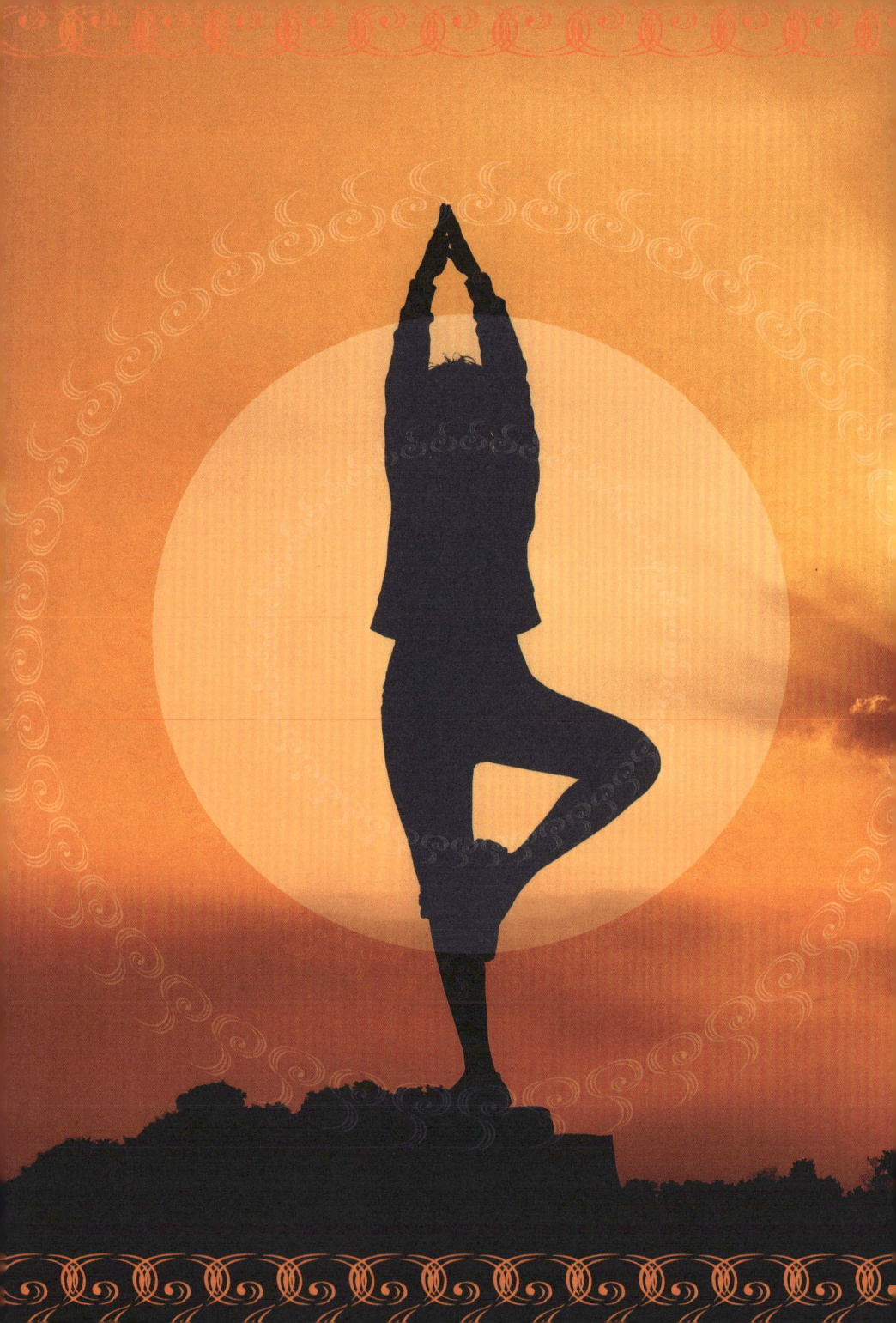

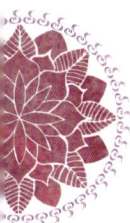

wer bin ich?

37. entdeckungsreise

- Stelle dir vor, du gehst in einen tiefen Wald. Es ist ganz still. Du kannst deine eigenen Schritte wahrnehmen, laut und deutlich. Du kannst das Knistern der fallenden Blätter und Äste hören. Nimm jeden Schritt von dir wahr, deine Haltung, deine Geschwindigkeit, deine Bewegung. Werde langsamer. Spüre, wie das Gehen selbst dich in einen meditativen, ruhigen Zustand bringt.

- Höre die Geräusche des Waldes, der singenden Vögel, der knarzenden Bäume. In der Ferne das Rauschen eines Baches. Während du weitergehst, fragst du dich, wo das Plätschern des Baches herkommt. Wo entspringt der Bach, wo ist der Anfang? Stelle dir später die gleichen Fragen bei deinen Gedanken. Woher kommen sie?

- Folge dem Waldweg, bis du das Ende des Baches siehst, der in einen atemberaubenden See mündet. So unwirklich und schön, wie es nur die Natur hervorbringen kann. Du bleibst stehen, deine Gedanken bleiben stehen. Du bist überwältigt von diesem unbeschreiblichen Anblick. Kristallklares Wasser, in dem sich der blaue Himmel spiegelt, Sonnenstrahlen tanzen auf der Oberfläche.

- Lehne dich vorsichtig über das Wasser und blicke in dein Spiegelbild. Erkennst du dich selbst? Schau genau hin. Betrachte dein Gesicht, deine Augen, Nase, Wangen, deinen Mund. Bist das wirklich du oder ist es vielmehr die Person, die andere in dir sehen? Spürst du einen Unterschied zwischen deinem inneren, wirklichen Selbst und dem Bild auf der Wasseroberfläche?

- Nimm ein wenig Wasser, um es dir ins Gesicht zu spritzen. Keine Angst, reinige dein Gesicht, lasse deine Augen offen. Umarme die Frische, Kühle und Klarheit des Wassers. Genieße die innere und äußere Reinigung.

- Und nun blicke noch einmal in dein Spiegelbild. All deine negativen Gefühle sind weggewaschen und zum Vorschein kommt deine reine Seele, nicht verdeckt von irgendwelchen Masken, Illusionen, Erwartungen, Fehlern, Unsicherheiten – nun siehst du dich in deinem wahren Sein. Das bist du.

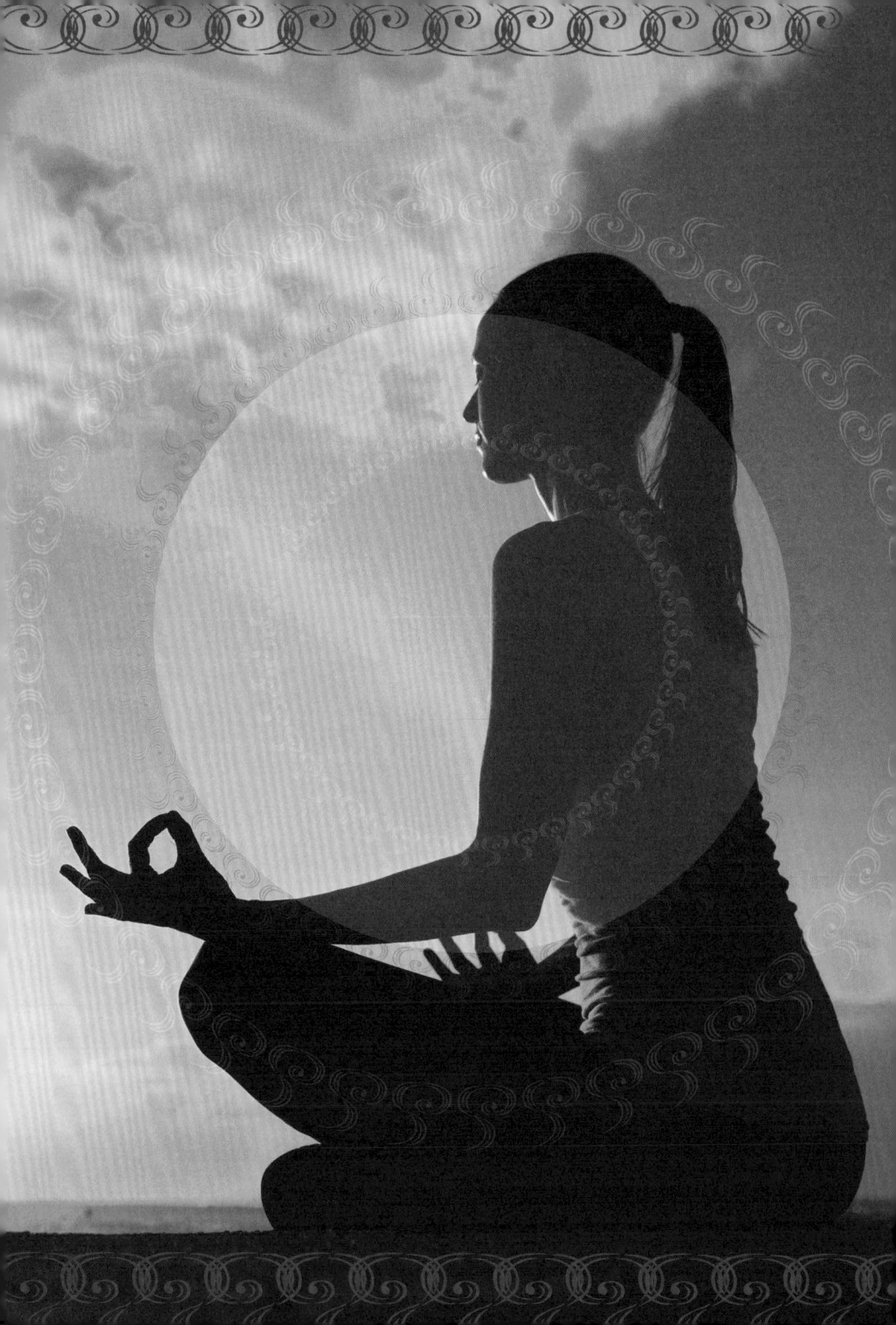

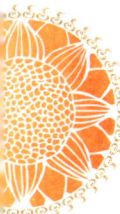

den geist beruhigen

38. bienen-atmung (brahmari pranayama)

- Sitze wieder in einem entspannten Schneidersitz oder Fersensitz auf deiner Yogamatte. Deine Hände liegen auf deinen Knien oder Oberschenkeln.

- Dein Gesicht, deine Schultern und Beine sind entspannt. Deine Augen sind geschlossen.

- Als Nächstes atmest du tief ein und ausatmend erzeugst du mit geschlossenem Mund einen sanften »Bienen-Ton«. Es ist wie ein sanftes Summen. Gleichmäßig und kräftig.

- Denke nicht über die Tonlage nach. Jeder Ton ist, so wie er ist, in Ordnung. Versuche aber, den Ton gleichförmig ausfließen zu lassen. Am Ende der Ausatmung wird der Ton leiser bis zur Atempause. Dann setzt du nach der nächsten Einatmung wieder von Neuem an.

- Übe drucklos und folge deinem Atem, der hierbei den Ton angibt. Du kannst je nach Empfinden einige Wiederholungen oder gar einige Minuten praktizieren.

- Brahmari Pranayama ist für Menschen geeignet, die an Schlaflosigkeit leiden oder deren Geist oftmals unruhig ist und bei denen die Gedanken nicht zur Ruhe kommen wollen. Außerdem soll es ein Mittel gegen Schnarchen sein.

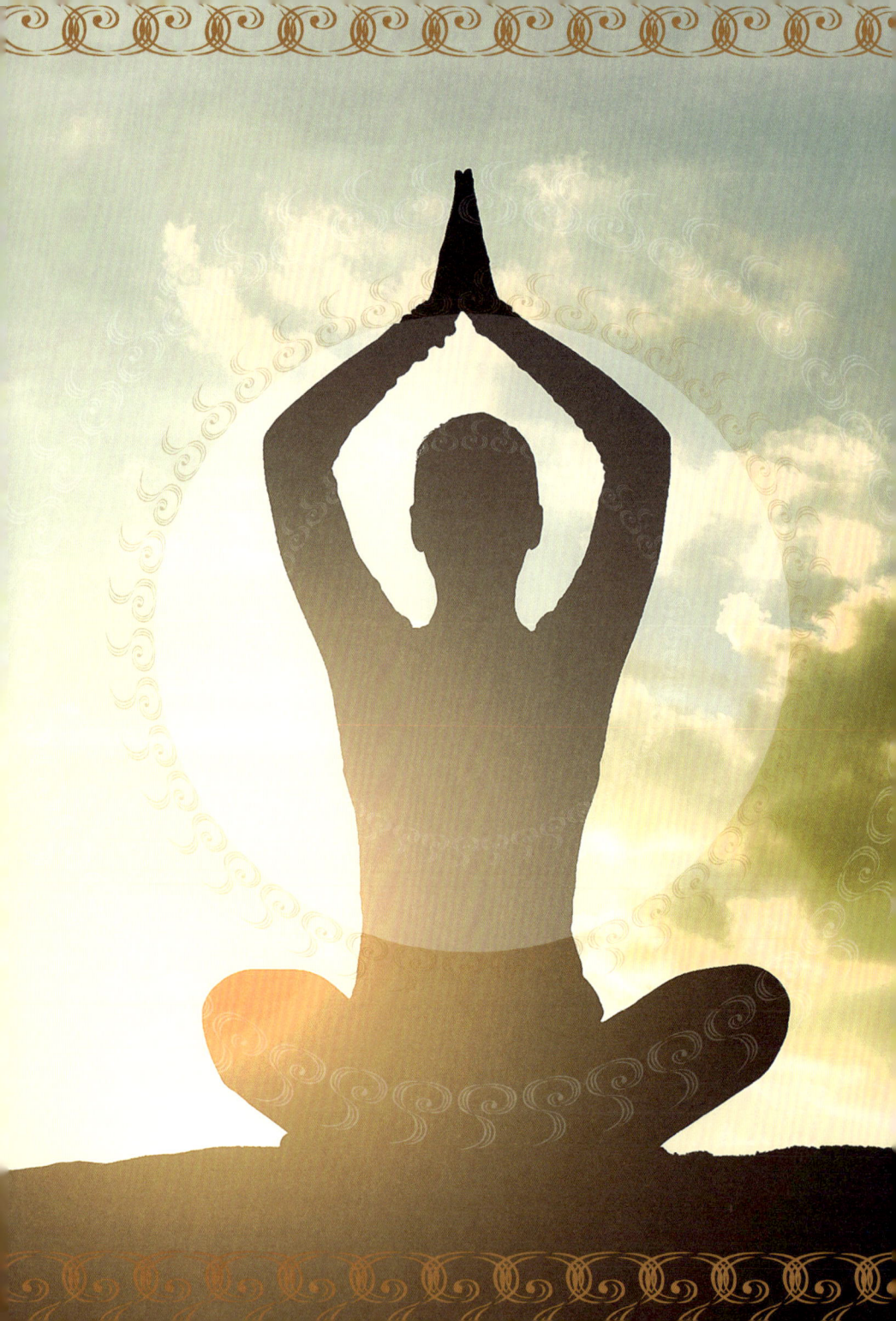

ein kräftiger bauch unterstützt den rücken

39. boot (navasana)

- Komme auf der hinteren Hälfte deiner Yogamatte zum Sitzen. Stelle deine Beine auf und winkle sie so an, dass die Füße nahe an deinem Gesäß sind. Den Rücken richtest du auf.

- Nun lehne dich ganz leicht nach hinten und zugleich hebst du deine Beine vom Boden weg und streckst deine Beine nach vorne und oben.

- Versuche, deinen geraden Oberkörper nah an deine ausgestreckten Beine heranzubekommen, damit du deine Bauchmuskeln aktivierst.

- Falls dies zu anstrengend ist, winkle deine Beine leicht an und hebe sie nicht ganz so weit vom Boden ab. Deine Arme streckst du seitlich neben deinen Beinen aus.

- Atme tief in den Bauch ein und leite deine Ausatmung über den unteren Rücken, damit sich dieser entspannt.

- Bleibe für sechs Atemzüge, dann senke langsam die Beine ab. Lasse deinen Oberkörper entspannt nach vorne fallen, bevor du noch zwei Runden übst.

- Wenn du die Übung noch intensiver praktizieren möchtest, hebe die Beine gestreckt an und bleibe dort für einige Atemzüge. Dein Oberkörper ist gerade und auf zehn Atemzüge senkst du deine Beine langsam, Schritt für Schritt, Richtung Boden ab. Danach entspannen und nachspüren.

- Unser Oberkörper hat den Großteil unserer »Last« zu tragen. Um sich gesund aufzurichten und einen stabilen Ausgleich zu schaffen, ist es unabdingbar, seine Bauchmuskeln zu stärken. Dies ermöglicht uns einen festen Stand und eine gesunde Haltung.

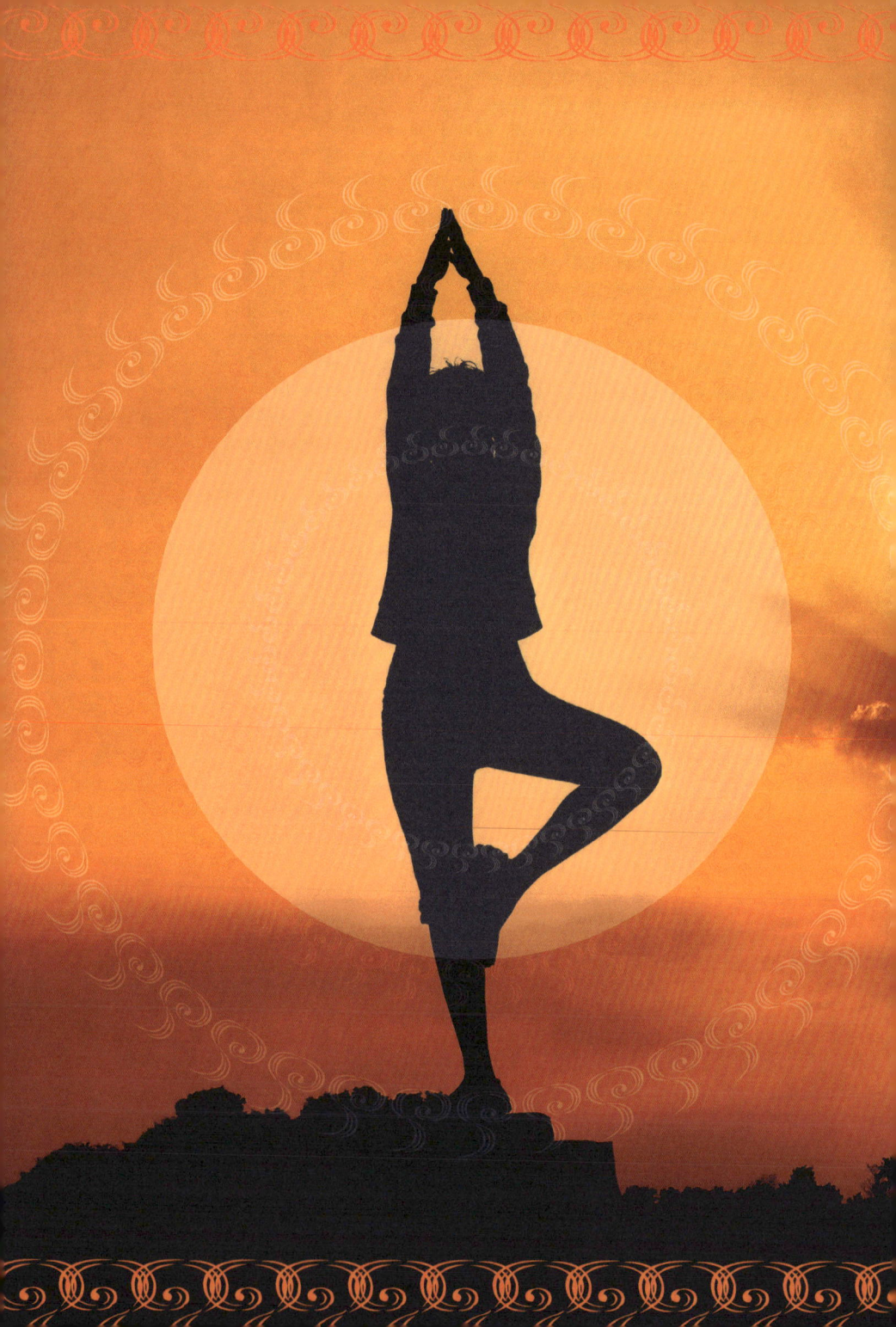

loslassen
mit dem blick nach innen

40. sitzende vorwärtsbeuge (paschimottanasana)

- Komme am Ende deiner Yogamatte zum Sitzen. Schließe deine Beine, strecke sie aus und ziehe die Fußrücken zu dir heran. Deine Zehen bleiben dabei entspannt. Dein ganzer Rücken ist aufgerichtet, der Brustkorb weitet sich.

- Mit der nächsten Einatmung führe deine Arme gestreckt nach vorne und weiter nach oben, die Arme sind schulterbreit geöffnet.

- Mit der nächsten Ausatmung neige dich mit geradem Rücken ein wenig nach vorne. Gehe nur so weit, wie dein Rücken gerade bleiben kann. Die Arme bleiben ausgestreckt. Deine Schultern sind entspannt. Einatmend richtest du dich wieder mit gestreckten Armen auf. Ausatmend gehst du nun etwas weiter in die Vorwärtsbeuge. Falls dies mit ausgestreckten Beinen zu anstrengend ist, winkle deine Beine ein wenig an.

- Gehe einige Male in diese vorbereitende, dynamische Variante der Übung und mit der kommenden Ausatmung gehst du noch etwas tiefer und senkst deine Arme ab. Deine Hände greifen dort, wo es die Flexibilität deines Rückens und deiner Beine zulässt. Vermeide, mit Kraft oder Druck zu arbeiten.

- Die Ausatmung hilft dir, loszulassen und mehr und mehr in diese sitzende Vorwärtsbeuge zu versinken. Der Rücken darf nun in die Rundung gehen. Hier hast du die Möglichkeit, tief in dein Inneres zu blicken. Das Außen tritt in den Hintergrund. Die Atmung wird ruhig, Körper, Geist und Seele kommen zur Ruhe. Je länger du in der Übung verweilst, umso mehr kann sich auf allen Ebenen lösen.

- Dann führst du deine Arme nach oben und richtest zugleich deinen Oberkörper einatmend auf. Mit der Ausatmung und aufrecht sitzend senkst du die Arme ab und spürst nach.

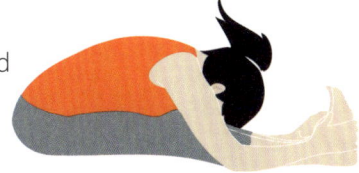

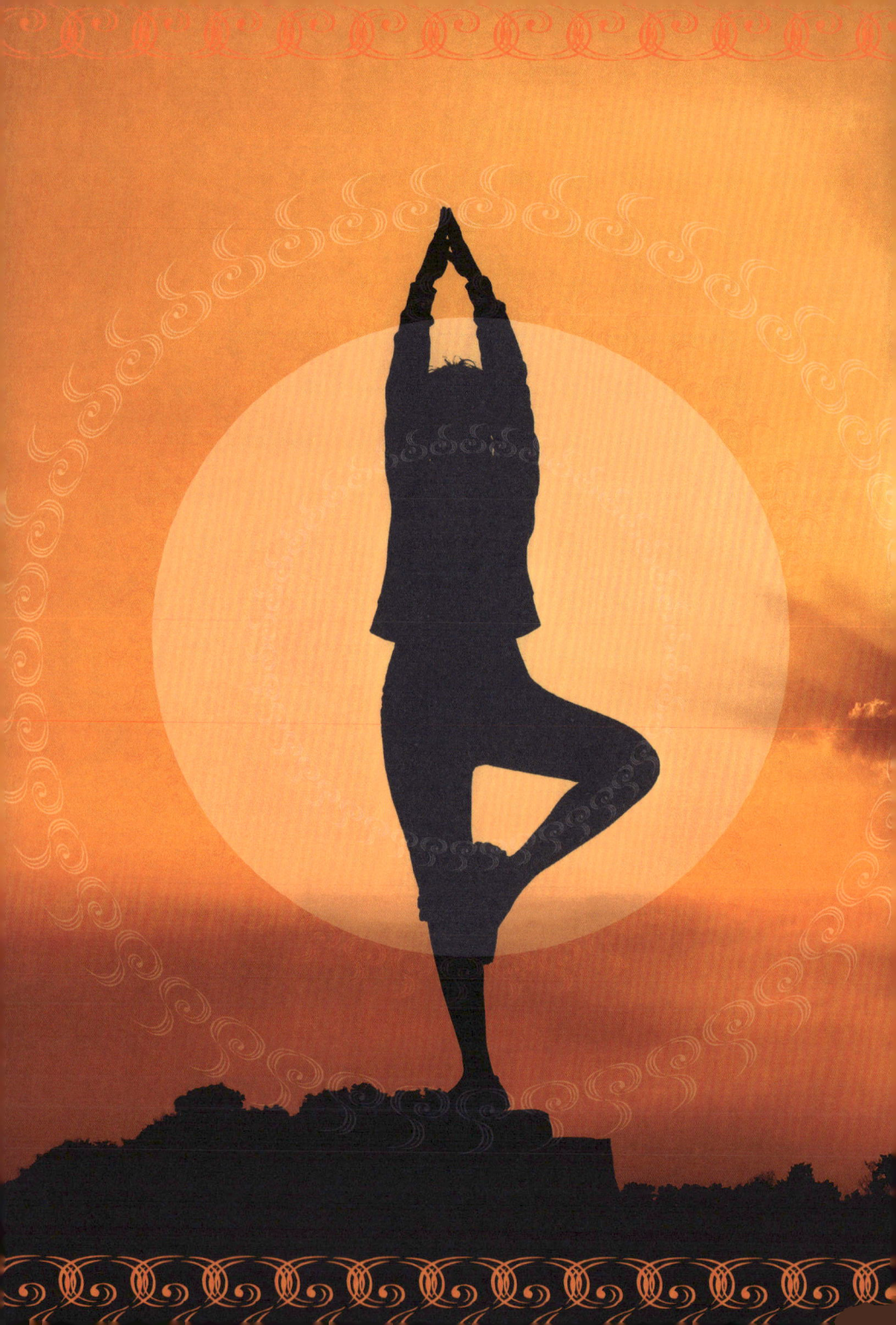

hüftöffnung zur krampflösung

41. liegender schmetterling (supta badha konasana)

- Finde dich wieder in der Rückenlage auf deiner Yogamatte ein. Nimm einige tiefe Atemzüge, um dich in den Boden sinken zu lassen. Schließe deine Augen.

- Stelle nun die Beine auf, die Füße sind geschlossen und nahe am Gesäß. Das Kinn ist leicht Richtung Brustbein gezogen, Kopf und Nacken sind entspannt.

- Einatmend bringst du dich bewusst in diesen Moment, ausatmend lässt du beide Knie nach außen absinken, die Fußsohlen berühren sich. Atme tief in den Bauch ein und aus. Du kannst hier für viele Atemzüge bleiben. Diese Asana sollte sich entspannend für dich anfühlen.

- Achte darauf, dass du nicht zu sehr ins Hohlkreuz kommst. Falls doch, ziehe das Schambein leicht nach oben, um den unteren Rücken wieder gerade zu bringen.

- Wer Spannung im unteren Rücken verspürt, kann seine Hände mit den Handflächen nach unten zeigend unter seinem Gesäß (nahe der Lendenwirbelsäule) positionieren.

- Der liegende Schmetterling wirkt krampflösend, da er die Durchblutung im Becken- und Bauchraum fördert. Frauen mit Menstruationsbeschwerden kann es helfen, für einige Minuten in dieser Übung zu verweilen. Durch die Becken- und Hüftöffnung dient diese Asana auch bei Geburtsvorbereitungen.

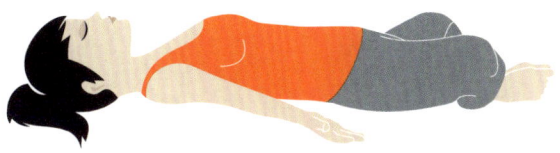

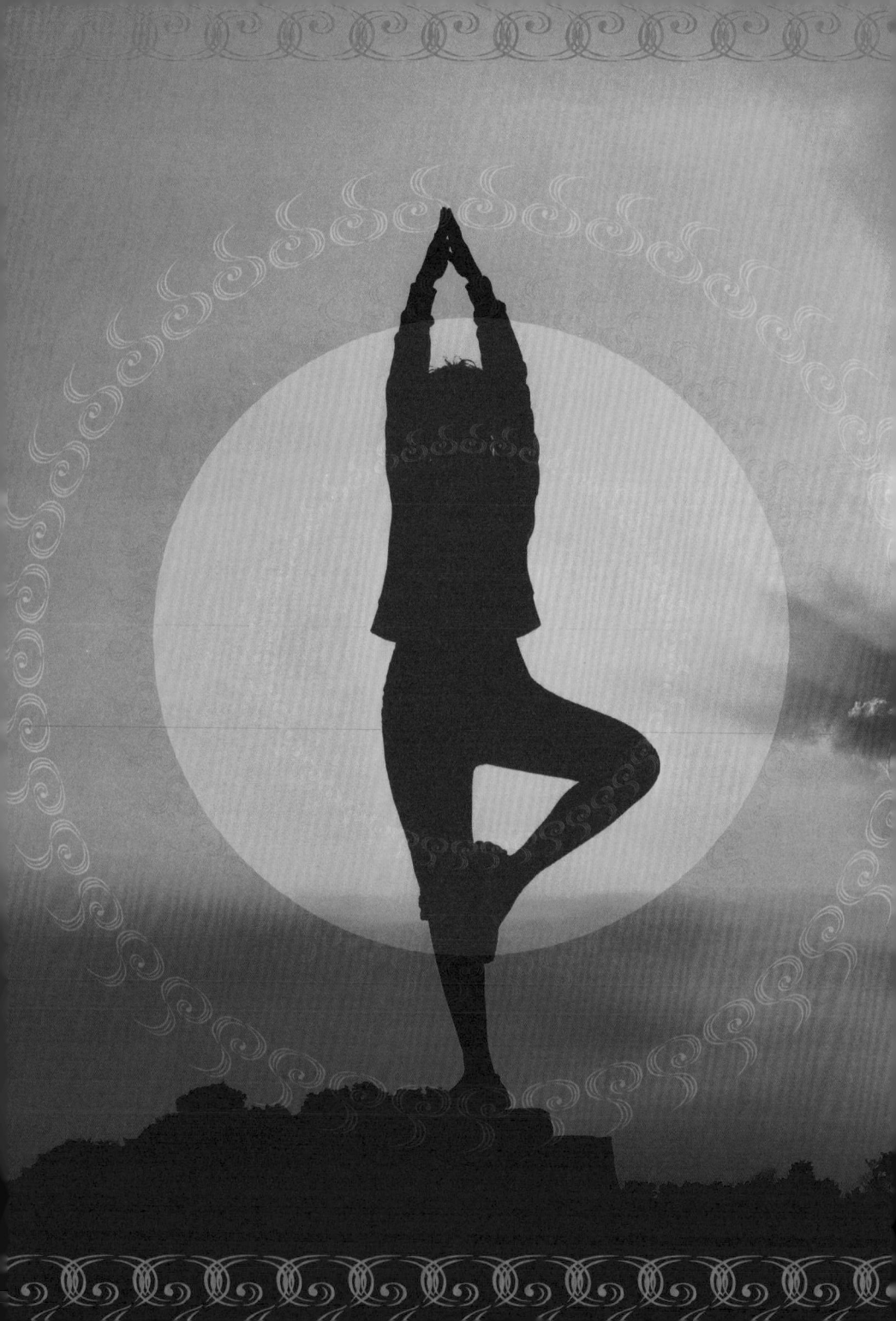

der jungbrunnen unter den asanas

42. umgedrehte haltung (viparita karani)

- Lege dich auf den Rücken mittig auf deine Yogamatte.

- Deine Arme liegen seitlich an deinem Körper, die Hände berühren den Boden. Bringe nun Kraft in deine Handflächen und mit der Einatmung hebst du langsam die Beine gestreckt nach oben.

- Deine Beine sind beinahe lotgerecht über deinen Schultern und mit einem leichten Schwung deiner Beine hebst du dein Gesäß und deinen unteren Rücken noch weiter vom Boden und legst deine Hände unterhalb deines unteren Rückens.

- Die Hände formen eine Schale und darin lässt du dein Gesäß sinken. Dein Oberkörper ist leicht gebogen. Deine Beine kannst du entweder in einem 45-Grad-Winkel über deinem Kopf ausrichten oder gerade nach oben strecken (was anstrengender ist).

- Füße und Zehen sind entspannt. Geübte Yogis können auch hier die Ujjayi-Atmung anwenden.

- Viparita Karani wirkt zugleich anregend und entspannend. Unsere Körperfunktionen sind auf den Kopf gestellt, unser Nervensystem beruhigt sich. Auch wirkt sie ausgleichend auf unser Hormonsystem.

Achtung: In dieser Übung auf keinen Fall den Kopf drehen. Menschen mit Bluthochdruck oder Nackenproblemen sollten diese Übung meiden oder vorher mit ihrem Yogalehrer sprechen.

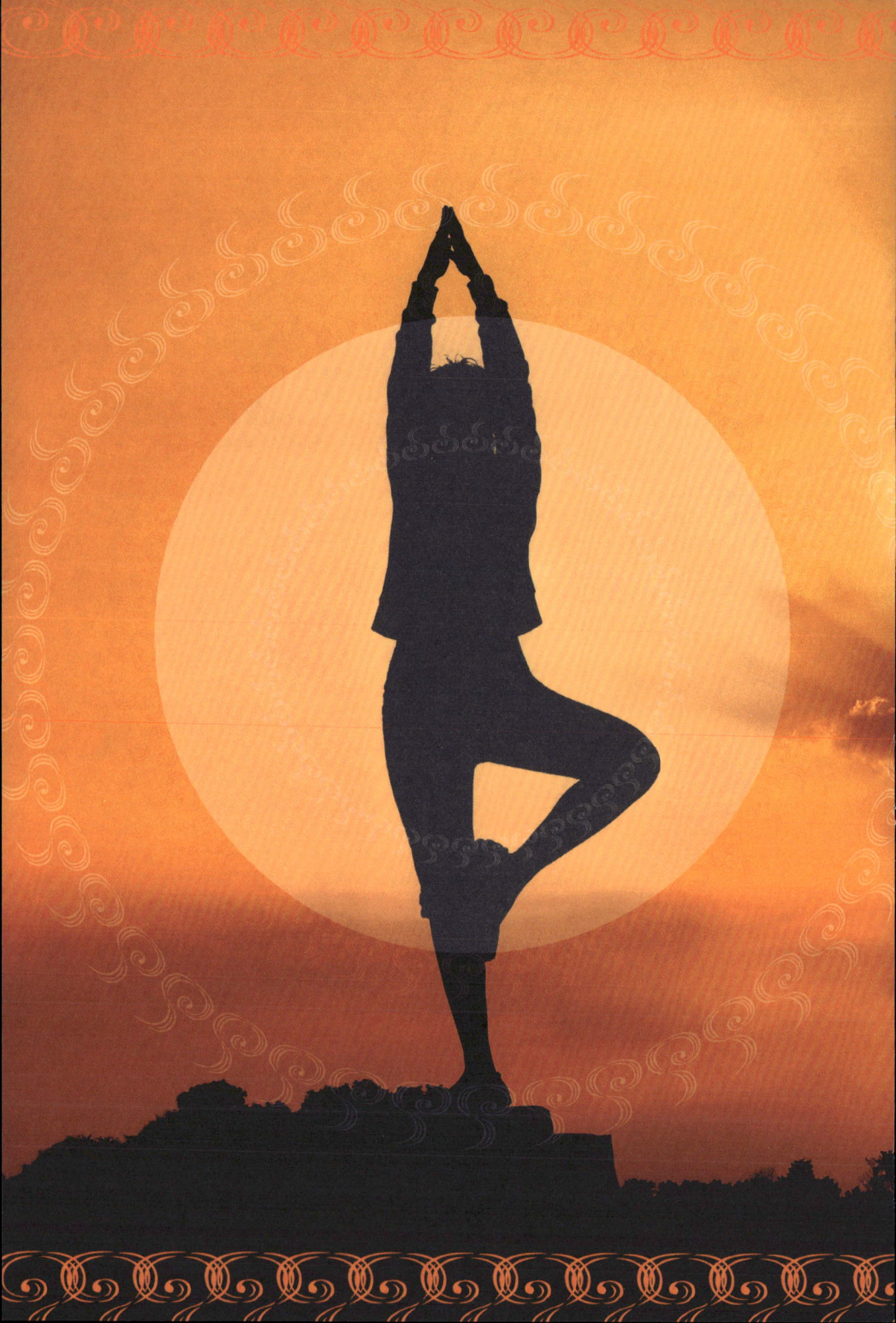

dehnung der wirbelsäule und des nackens

43. pflug (halasana)

- Falte eine Decke zwei Mal und lege sie an den oberen Teil deiner Matte. Komme auf deiner Yogamatte auf dem Rücken zum Liegen, sodass die Schultern mit der Deckenkante abschließen. Deine Arme befinden sich seitlich neben deinem Körper, die Handflächen zeigen nach unten. Deine Beine sind ausgestreckt, dein Kopf ist an einem entspannten Nacken.

- Mit der nächsten Einatmung und einem leichtem Druck auf die Hände hebst du beide Beine gestreckt ganz langsam nach oben. Hierzu kannst du auch mehrere Atemzüge verwenden, um noch zusätzlich an der Bauchmuskulatur zu arbeiten.

- Dann führst du mit etwas Schwung deine Beine über den Kopf und versuchst, die Zehen hinter dem Kopf aufzusetzen. Die Beine sind gestreckt, deine Arme und Hände unterstützen den Rücken. Falls die Zehen nicht den Boden berühren, kannst du deine Beine auch auf einem Stuhl hinter dem Kopf ablegen.

- Um intensiver zu üben, drehe deine Schulterspitzen etwas nach innen und bringe deine Arme nach vorne auf die Matte. Wenn du kannst, greife deine Hände und ziehe die Arme in die Länge nach vorne, ohne dabei den Rücken oder die Beinstellung zu verändern. Dies ist eine sehr herausfordernde Asana. Gehe nur so weit, wie es sich für dich gut anfühlt.

- Geübte Yogis können hierbei gerne die Ujjayi-Atmung praktizieren. Dadurch wird noch intensiver an der Schilddrüse gearbeitet und somit der Hormonhaushalt angeregt.

Achtung: Menschen mit Problemen in der Halswirbelsäule und zu hohem Blutdruck sollten diese Übung meiden. Zudem sollte bei einer Dysbalance der Schilddrüse sehr genau darauf geachtet werden, ob diese Asana geeignet ist. Auf keinen Fall den Kopf drehen in dieser Asana.

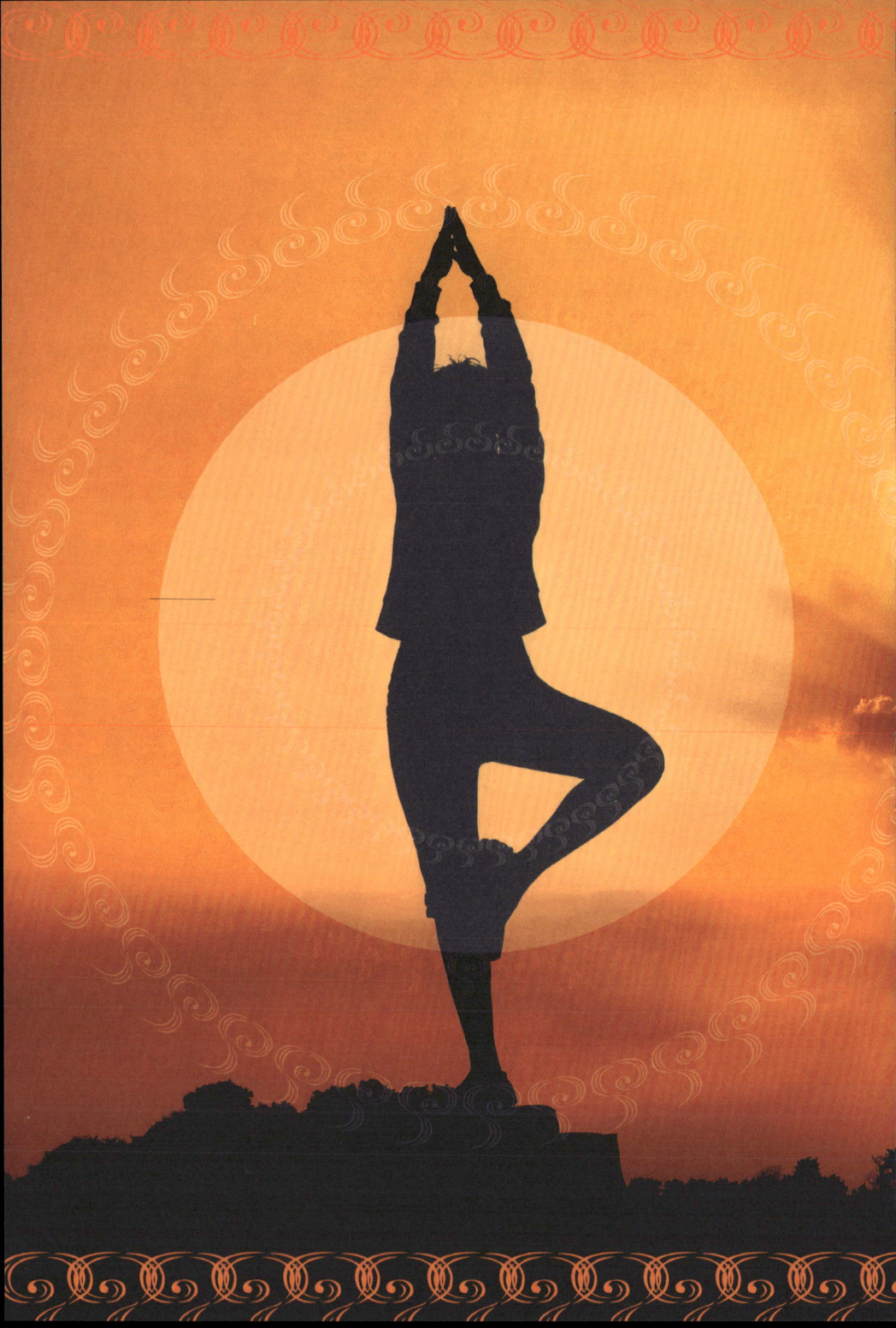

körper und geist kommen zur ruhe

44. endentspannung (savasana)

- Bereite dich so vor, dass du für einige Minuten entspannt auf deiner Matte liegen kannst. Vielleicht möchtest du dir zusätzlich Strümpfe und ein Oberteil anziehen, um es schön warm zu haben. Wenn du deine Decke zur Hand hast, dann lege sie über dich.

- Du liegst in Rückenlage auf deiner Yogamatte. Deine Beine sind hüftbreit geöffnet, die Füße fallen nach außen. Dein Kinn ist Richtung Brustbein gezogen, der Nacken entspannt, deine Augen geschlossen.

- Nimm einen tiefen, bewussten Atemzug und lasse dich in den Boden sinken.

- Savasana, Körper und Geist kommen zur Ruhe. Hier musst du nichts mehr festhalten, kannst alles loslassen. Loslassen heißt entspannen. Alles ist entspannt.

- In dieser wohl schwierigsten Übung kommt die Aktivität des Körpers und des Geistes zum Stillstand. Unser Geist bleibt achtsam, dennoch ruhig. Bleibe für einige Minuten in Savasana.

- Unterbewusst können wir das gerade Erfahrene (Übungen, Situationen, Gefühle) noch einmal durchleben. Sowohl auf der körperlichen, geistigen als auch auf der emotionalen und energetischen Ebene. Dies dient dem Verständnis unserer selbst und der Auflösung von Blockaden jeglicher Art.

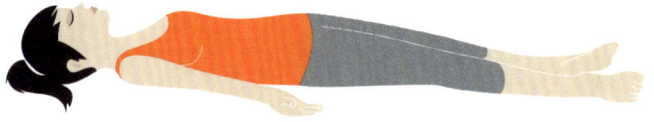

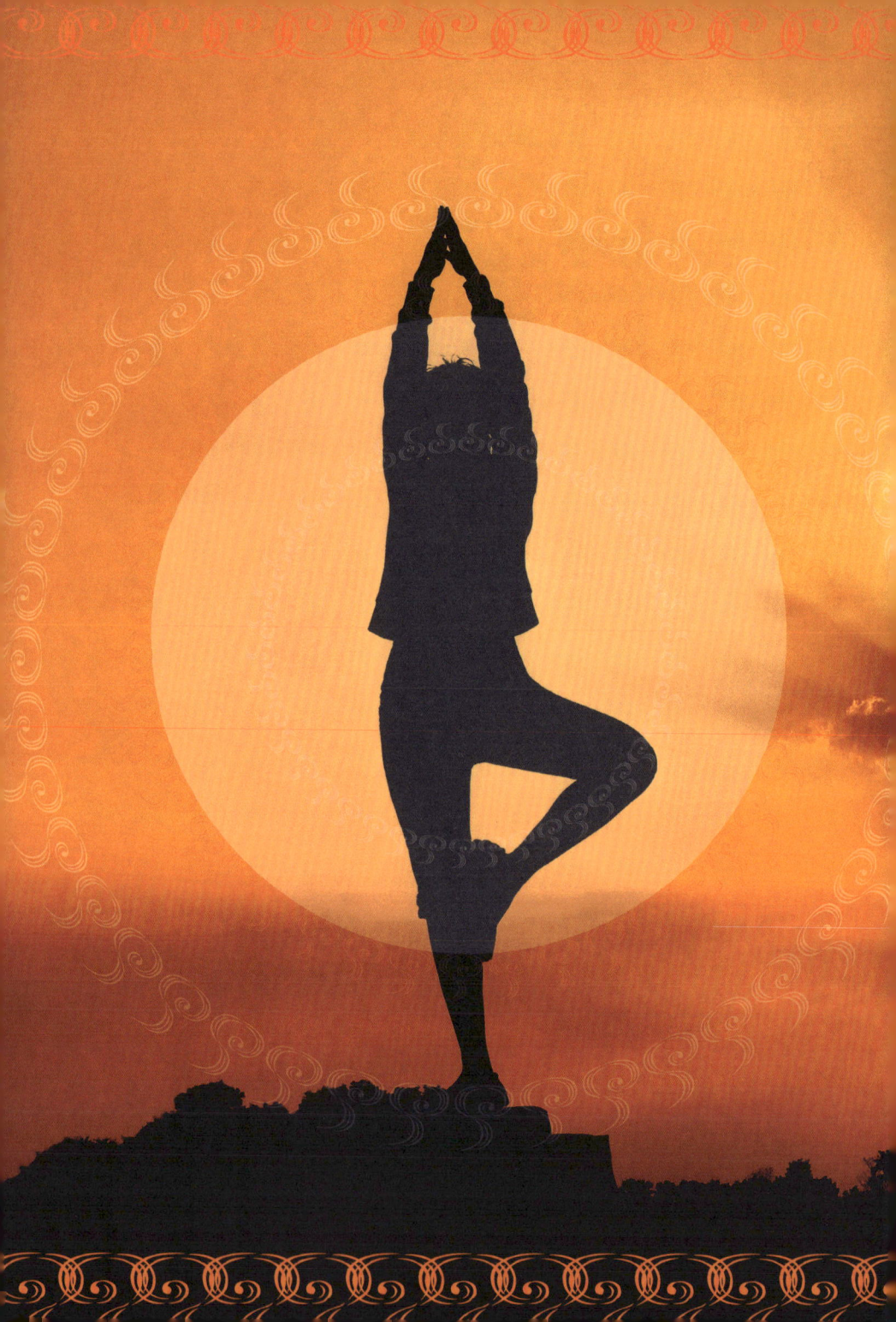

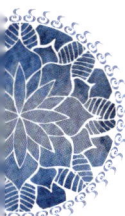

ruhe und reflektion

45. objekt-bezogene meditation (mond)

- Bereite dich vor, für einige Minuten in der Stille zu sein. Meditation bedeutet nicht, dass man zwanghaft versuchen muss, den Geist ruhig zu halten. Denn dies ist äußerst schwierig. In jeder Sekunde werden neue Gedanken gefasst. Wir versuchen, diese nun auf ein Objekt zu bündeln, und beginnen ganz langsam.

- Komme in eine angenehme, aufrechte Sitzposition. Am besten mit gekreuzten Beinen. Deine Augen sind sanft geschlossen.

- Um den Geist zu beruhigen, ist es hilfreich, sich auf ein Objekt zu konzentrieren. Du richtest deine ganz Aufmerksamkeit auf die Form, Eigenschaften und Qualitäten eines Themas.

- In diesem Falle stelle dir den Mond vor und verbinde dich mit seinen Qualitäten und seiner Wirkung: beruhigend, reflektierend, die Innenschau fördernd, weibliche Kraft ausstrahlend, sanftes Sein.

- Tritt langsam ein in die Eigenschaften deines Mondes. Versuche, dich gedanklich damit zu verbinden und diese Eigenschaften zu fühlen. Nimm wahr, welche Bilder oder Empfindungen aufkommen.

- Zu Beginn kannst du den Fokus auf dein gewähltes Objekt vielleicht nur ein paar Augenblicke halten. Werte dies nicht. Sondern bringe dich wieder ruhig zurück zu deinem Mondbild und dessen Qualitäten.

- Meditation ist ein fortwährender Prozess, der uns ab und an etwas Besonderes erleben und erfahren lässt.

- Ohne Druck, ohne Ziel, ohne Zeit.

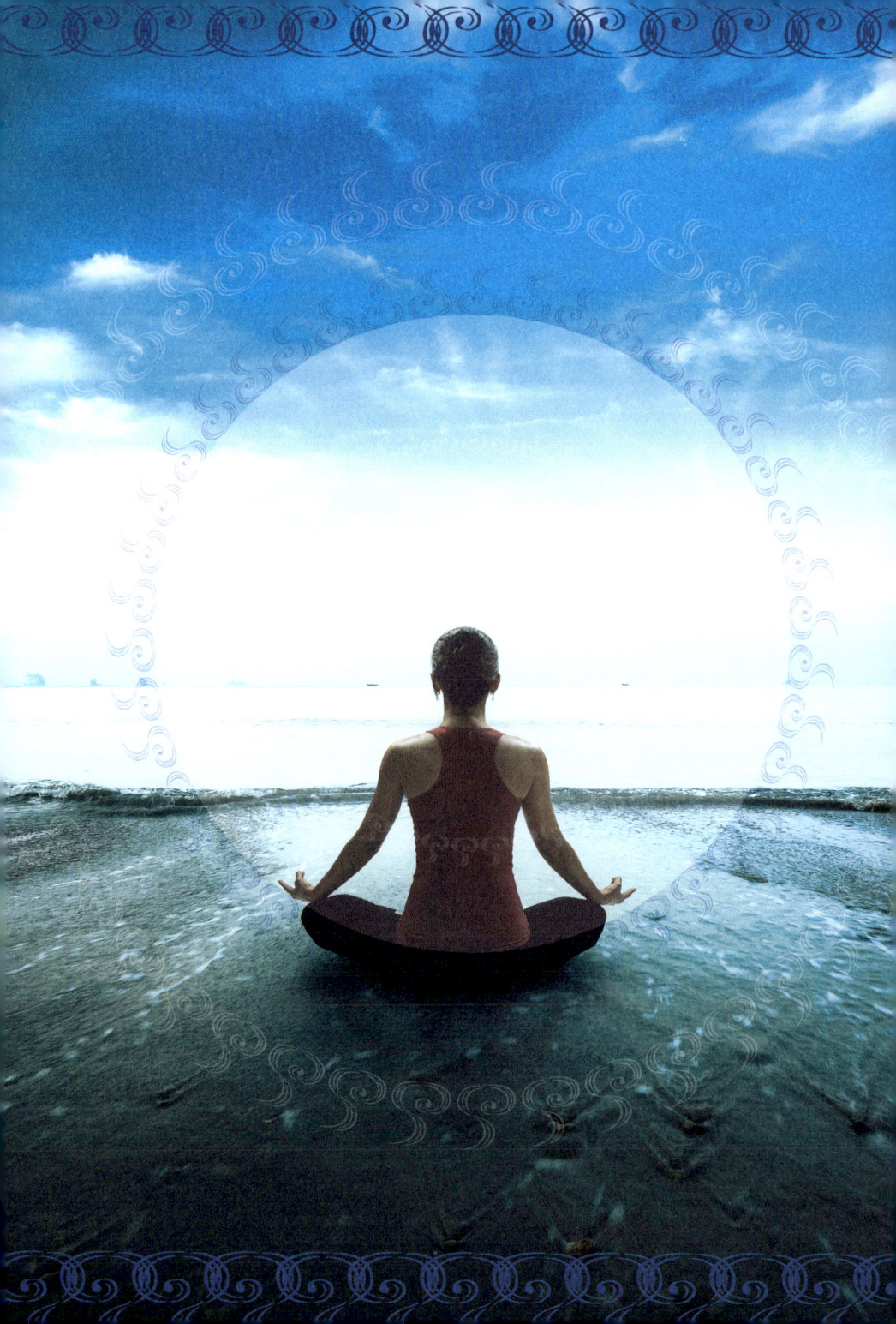

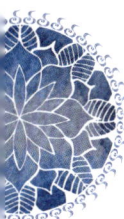

was geschieht hier?

46. alltagssituationen betrachten

- Nicht selten ist es so, dass wir mit bestimmten Situationen im Alltag nur schlecht umgehen können. Wir fühlen uns überrumpelt, missverstanden, ungesehen.

- Die Aufgabe ist nun zu erkennen, ob diese Situation genau so ist, wie du sie siehst und empfindest, oder ob eventuell durch deine Gedanken, Erwartungen, Hoffnungen, Wünsche, Vorstellungen, Interpretationen die ursprüngliche Situation schwerwiegend und unlösbar erscheint.

- Um diese Frage wahrhaftig beantworten zu können, ist es oft ratsam, sich aus dieser Situation für einen Moment herauszunehmen, um seinen Blick wieder schärfen zu können.

- Gib dir Zeit, um dir selbst Klarheit zu verschaffen. Dies ist am besten möglich, wenn du dich von dem Geschehen entfernst.

- Gehe ein paar Minuten hinaus, einmal um den Block oder führe deinen Hund Gassi. Eine kurze Ablenkung ist in diesem Falle hilfreich.

- Dann bleibe kurz stehen und nimm einige tiefe und lange Atemzüge. Schließe die Augen dabei. Wichtig ist, dass du dich deiner selbst wieder bewusst wirst und dich sowohl gedanklich als auch emotional von der unschönen Begebenheit entfernst.

- Erst wenn du dich ein wenig gefestigter fühlst, kehre wieder zurück. Vielleicht fühlt sich die Schwere nicht mehr ganz so intensiv an oder du hast sogar einen anderen Blickwinkel eingenommen, der dir mehr Verständnis ermöglicht.

- Wichtig ist, nicht auf einer Stelle zu verharren, sondern aktiv an dem eigenen Lösungsprozess teilzuhaben. Das Erkennen dessen, was dir das Leben schwer macht, ist nicht leicht, aber durch ein stetiges Hinterfragen kannst du mehr Verständnis für deine eigene Gefühlswelt entwickeln.

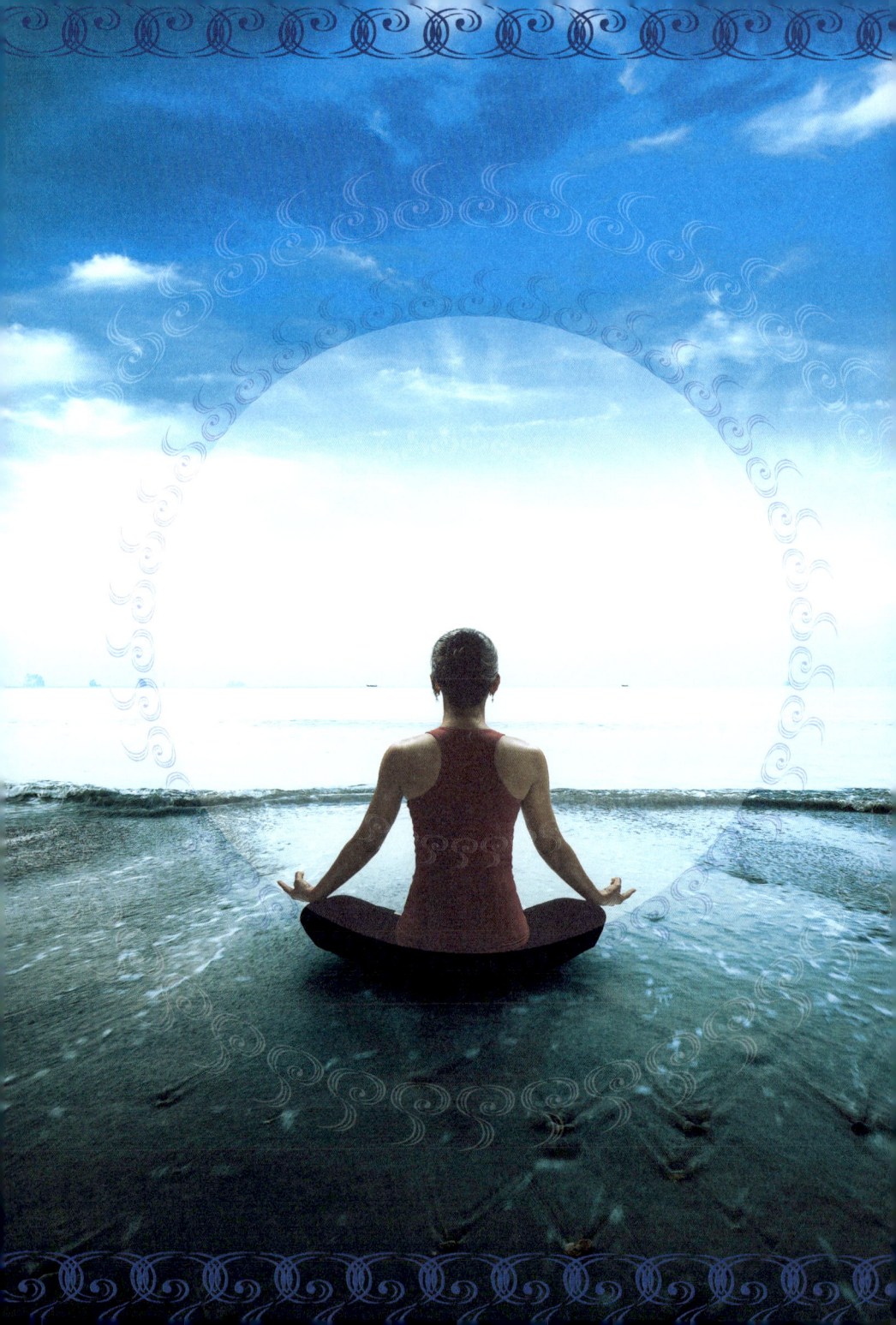

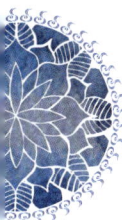

rückzug vom außen

47. sinne verschließen (yoni mudra)

- Dieses Mudra ist eine tief gehende Möglichkeit, seine Sinne aktiv zurückzuziehen, um nicht von außen abgelenkt und ganz bei sich zu sein.

- Hierbei verschließen wir die Sinnesöffnungen im Kopfbereich: Ohren, Augen, Nase und Mund. Die angesprochenen Sinne befinden sich dann in einem beinahe geschlossenen Raum, was uns ermöglicht, Bewusstheit im Moment zu schaffen und gegebenenfalls unsere innere Stimme wahrzunehmen.

- Sitze bequem auf dem Boden, im Schneidersitz, im Fersensitz oder aufrecht auf einem Stuhl.

- Bringe nun beide Hände mit den Fingern leicht gespreizt vor dein Gesicht. Deine Arme und Hände befinden sich waagrecht zum Boden, die Ellbogen auf Schulterhöhe.

- Schließe deine beiden Ohren mit den Daumen, die Augenlider mit den Zeigefingern. Deine Mittelfinger drückst du sanft ungefähr auf die Mitte deiner Nase, um deine Nasenlöcher zu verschließen; Ring- und kleine Finger positionierst du oberhalb und unterhalb deines Mundes.

- Verringere den Druck an deiner Nase, sodass du tief einatmen kannst. Am Ende der Einatmung verschließe wieder sanft deine Nasenlöcher mit den Mittelfingern. Auch alle anderen Finger verschließen wie oben beschrieben deine Sinne. Halte den Atem an und atme entspannt aus, wenn du den Impuls dazu verspürst. Wiederhole dies mehrere Male. Am Ende lege deine Hände auf deine Knie und spüre lange nach.

- Übe zu Beginn zwei bis drei Minuten, mit der Zeit kannst du auf zehn Minuten erweitern. Gerne kannst du dabei mental (still) oder auch leise das »OM« (Übung 50) oder das »Bienen-Summen« (Übung 38) anstimmen.

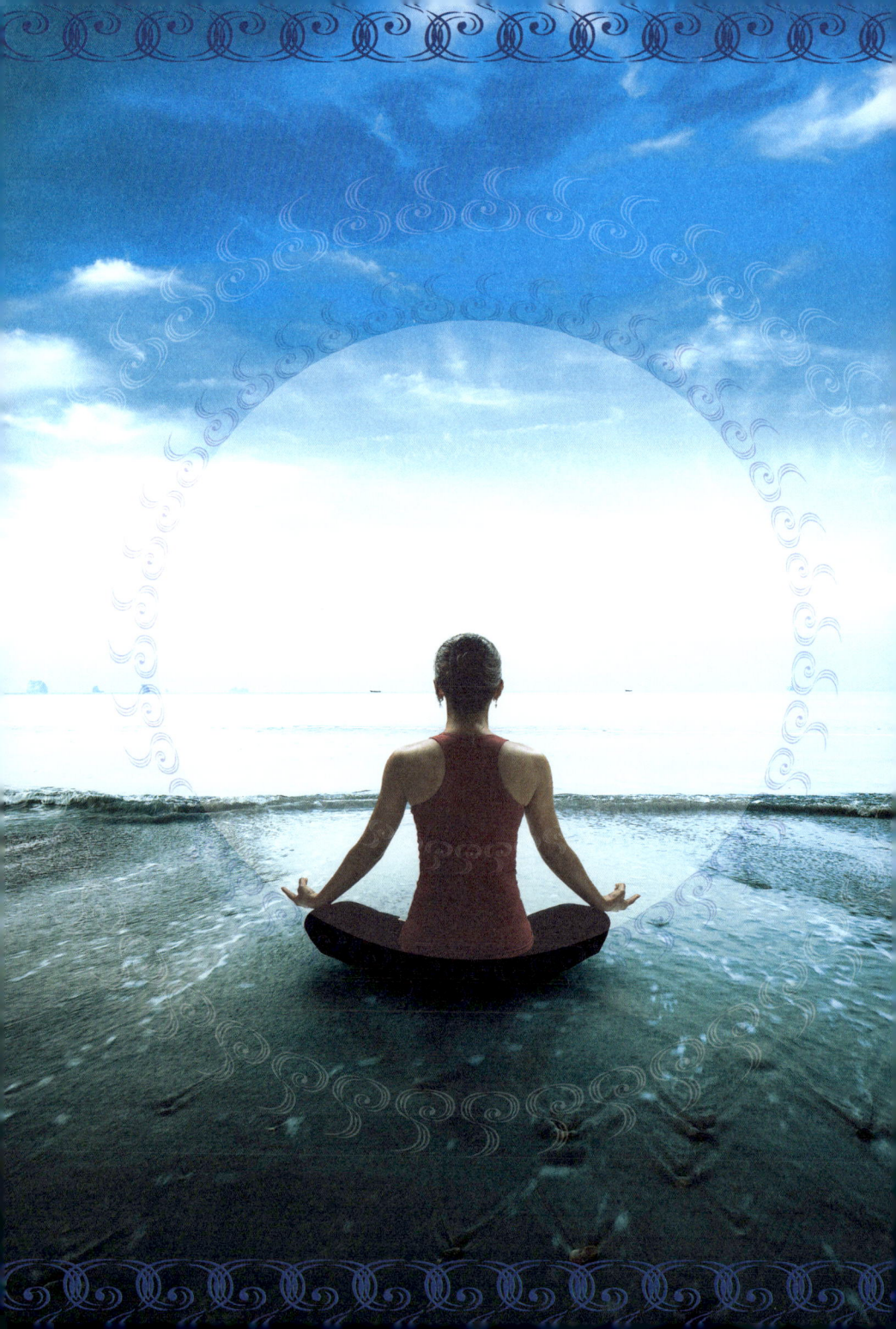

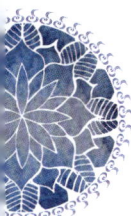

bewusstes tun

48. autopilot aus

- Oftmals haben wir das Gefühl, dass irgendeine fremde Kraft – nur nicht wir selbst – unser eigenes Leben führt. Wir fühlen uns manchmal ausgeliefert, unfähig zu handeln, manchmal sogar fremdgesteuert.

- Um diesem Zustand entgegenzuwirken, können wir uns in Achtsamkeit üben. Denn daraus resultiert das bewusste Tun und zugleich entwickeln wir mehr Verantwortung für unser eigenes Handeln.

- Zu häufig erledigen wir Aufgaben und Tätigkeiten aus unserer Gewohnheit heraus und sehr oft unbewusst. Dies beginnt mit dem Zähneputzen und hört mit dem Abschließen der Türe auf.

- Die folgende Achtsamkeitsübung bringt dich wieder mehr in dein Bewusstsein, indem du versuchst, die Gewohnheiten aufzubrechen.

- Die andere Seite – versuche, automatisierte Routinen mit der anderen Hand oder dem anderen Bein auszuführen. Hier einige Beispiele: Zähneputzen, Haare kämen, Jacke anziehen, Schlüssel im Schloss umdrehen, Wasser in ein Glas gießen, telefonieren usw.

- Unser Tag ist durchdrungen von Gewohnheiten und Routinen. Leider ist dies der Nährgrund für unbewusstes und unachtsames Handeln. Durch das Ändern dieser Routinen fördern wir unsere geistige Flexibilität und erhöhen den Grad an Aufmerksamkeit, uns selbst und auch den Mitmenschen gegenüber.

- Beobachte dich in deinem Tagesablauf und werde dir bewusst darüber, wie viele Abläufe du täglich automatisch und unachtsam ausführst.

- Versuche, dich Schritt für Schritt an deine Gewohnheiten heranzuwagen und möglicherweise die ein oder andere zu durchbrechen.

- Du wirst dich und dein Tun in einem ganz anderen, neuen Licht wahrnehmen.

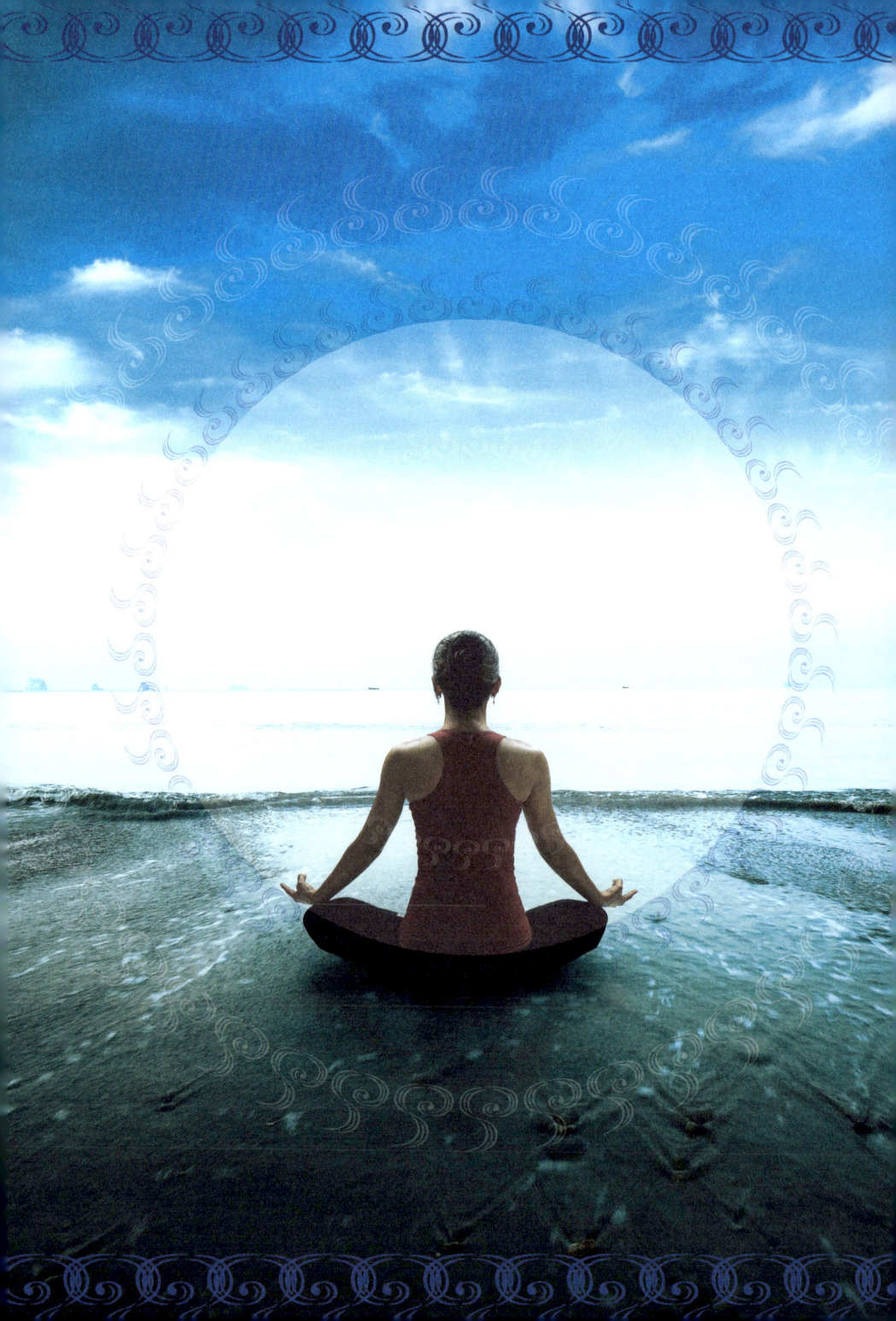

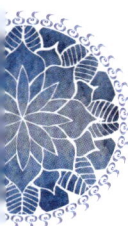

innere konflikte vermeiden

49. annehmen

- Das Annehmen unserer eigenen Person gehört mit zur schwierigsten Aufgabe in unserem Leben. Die Gesellschaft, unsere Familie, unser Freundeskreis, das Arbeitsumfeld und vor allem wir selbst haben so viele Ansprüche und Vorstellungen, wie wir zu sein und uns in bestimmten Situationen zu verhalten haben, dass wir den Erwartungen nie entsprechen können.

- Diese Erwartungen erschweren uns den Weg. Unsere eigenen an uns, die oftmals den größten Druck verursachen, und die unseres Umfelds, denen wir gerecht werden wollen. Doch oft gelingt weder das eine noch das andere.

- Dieser Umstand löst in einem fort einen inneren Konflikt in uns aus. Wir treten mit uns in eine permanente Auseinandersetzung, urteilen, verurteilen und suchen die Schuld, bei anderen oder bei uns.

- Wie würde ein Tag aussehen ohne Konflikte, ohne Druck und ohne negative Gefühle? Was würdest du tun, um so einen Tag erleben zu können?

- Du würdest versuchen, die Dinge anzunehmen, wie sie sind: Beginnend mit der noch spürbaren Müdigkeit am Morgen; du würdest dir nicht die Schuld geben, dass du wieder zu spät ins Bett gegangen bist. Der Auseinandersetzung mit deinem Kollegen nicht zu viel Gewicht geben und dich nicht angegriffen fühlen, sondern versuchen, sie sachlich zu lösen. Nicht mit großen Erwartungen nach Hause zurückkehren, sondern erleben, was der Abend so bringt.

- Im Laufe deines Tages begegnest du unzähligen unangenehmen Situationen, die in dir jedes Mal bewusst oder unbewusst einen inneren Konflikt oder gar eine Ablehnung auslösen für das, was du gerade tust oder erlebst. Das führt unweigerlich zu Unzufriedenheit, manchmal sogar zu ungesunden körperlichen oder mentalen Reaktionen.

- Was wäre, wenn du versuchst, das Leben so anzunehmen, wie es ist? Was wäre, wenn du versuchst, dich so anzunehmen, wie du bist?

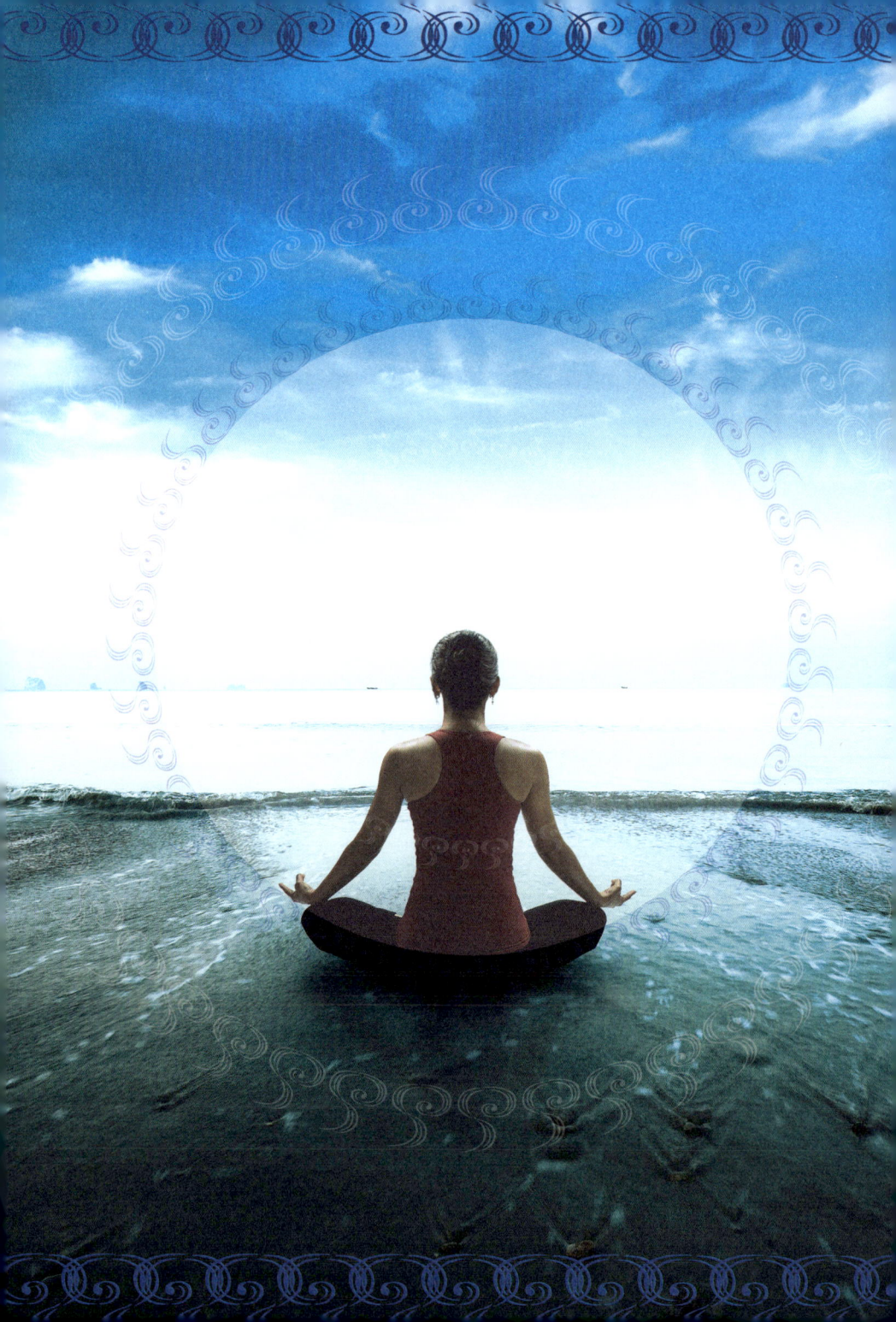

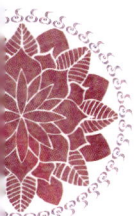

om – das heiligste aller mantren

50. tönen (chanten)

- Mantra (aus dem Sanskrit = altindische Sprache) heißt »zum Schutz des Geistes« und besteht aus einer Silbe, einem Wort oder einem Vers. Im Buddhismus und Hinduismus werden Mantren bei heiligen Zermonien rezitiert (= chanten).

- OM steht für den transzendenten Urklang. Es ist das umfassendste und erhabenste Symbol der hinduistischen Metaphysik. OM korrespondiert mit den Zuständen des Wachseins, des Träumens und des Tiefschlafs. Es kann dich in den Zustand tiefster Ruhe und des absoluten Seins bringen.

- OM setzt sich aus den Buchstaben A – U – M zusammen und wird gebunden zu einem lang gezogenen OM gechantet und kann Körper, Geist und Seele in eine Einheit bringen.

- Sitze bequem auf dem Boden, im Schneidersitz, im Fersensitz oder aufrecht auf einem Stuhl.

- Deine Hände liegen entweder entspannt auf deinen Knien oder du faltest sie vor dem Brustkorb zum indischen Gruß (Namaste) zusammen.

- Dann schließe sanft die Augen und atme einige Male bewusst ein und aus, um dich in den Moment zu bringen und dich mental mit der Bedeutung von OM zu verbinden.

- Atme nun tief ein und mit der Ausatmung chantest du ein langes OM, am besten aus der Tiefe deines Bauchraumes heraus. Mit dem letzten Drittel deiner Ausatmung schließt du sanft die Lippen und endest das OM mit einem langgezogenen »M«.

- Im Rezitieren dieses Mantras kann sich ein Gefühl von tiefer Verbundenheit und Liebe einstellen.

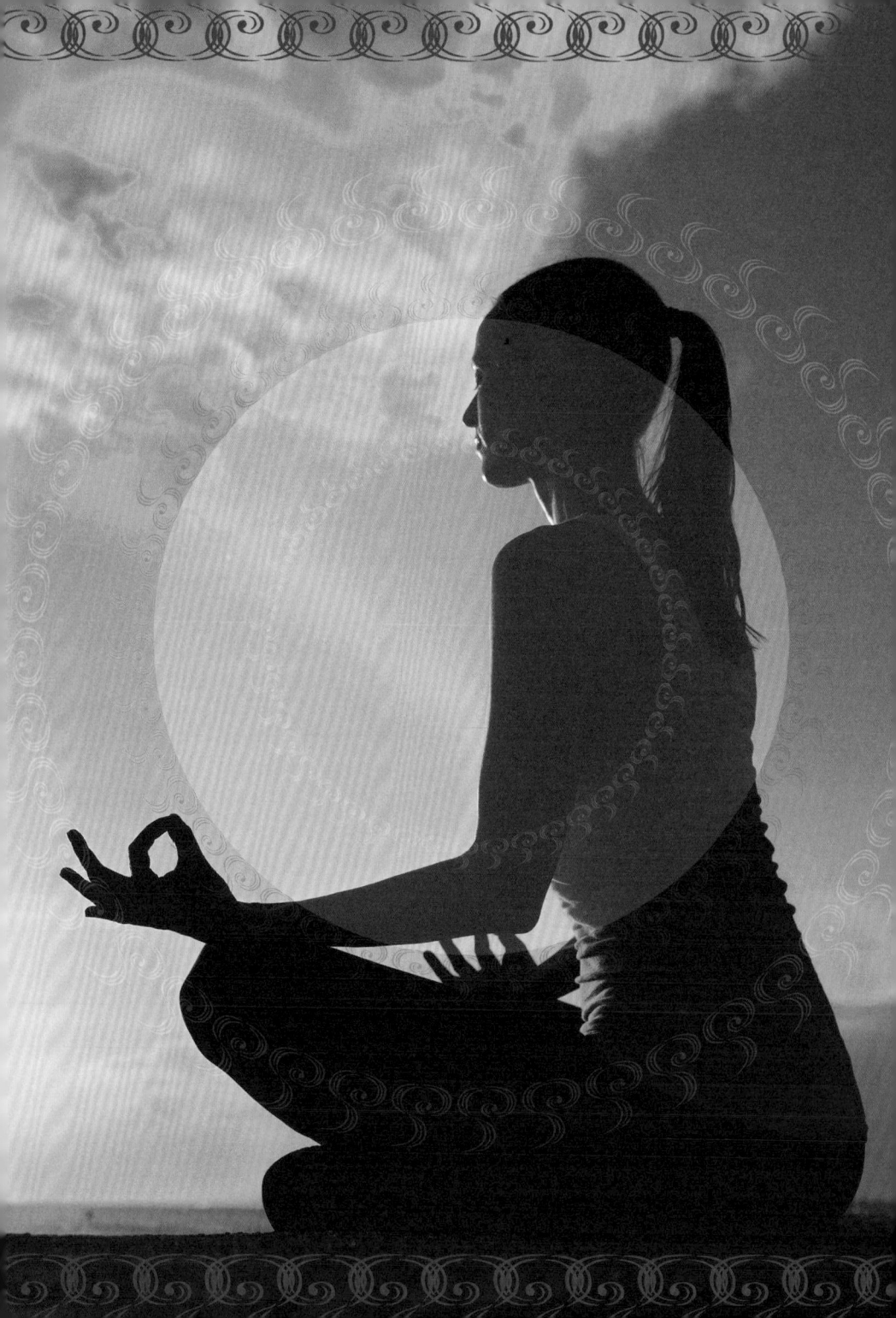

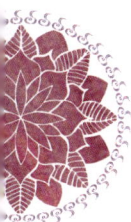

51. entspannungsreise (licht)

- Es wäre schön, wenn dir jemand die folgenden Zeilen ruhig vorlesen könnte.

- Finde dich auf dem Rücken liegend auf deiner Yogamatte ein. Mache es dir bequem und lasse dir für die Entspannungsreise mindestens fünfzehn Minuten Zeit. Schließe die Augen, nimm einen tiefen, langen Atemzug und lasse deine Füße entspannt nach außen fallen. Deine Arme liegen entlang des Körpers. Stelle dir nun ein warmes, sanftes, orangegelbes Licht vor, dass sich langsam deinem Kopf nähert, dessen angenehme Wärme du spüren kannst.

- Das warme, weiche Licht beginnt nun seine Reise in deinen Körper. Über deinen Scheitel breitet es sich langsam zu deiner Stirn, deinen Augen, Wagen, deiner Nase und deinen Lippen aus. Es verteilt sich in deinem Kopf und über dein ganzes Gesicht. Und mehr und mehr spürst du in all diesen Regionen Entspannung und Wärme. Dein Kopf und Gesicht sind entspannt, entspannt.

- Das Licht begibt sich langsam über deinen Hals und Nacken, zu deinen Schultern und deine Armen entlang bis hin zu deinen Fingerspitzen. Hals, Nacken und Arme sind entspannt, entspannt.

- Langsam geht das Licht wieder entlang deiner Arme nach oben zu deinem Schultergürtel. Dann hinunter über die Vorderseite deines Oberkörpers bis zu deinem Bauch und deinem Becken. Deine Oberkörpervorderseite, Bauch und Becken sind entspannt, entspannt. Das Licht reist weiter entlang deiner Oberschenkel, Unterschenkel, zu deinen Füßen bis zu den Zehen. Deine Beine, Füße und Zehen sind entspannt, entspannt.

- Das warme Licht wandert nun über deine Fersen die Rückseite deiner Beine entlang nach oben. Es bleibt für eine Weile an deinem unteren Rücken und verteilt sich, um dann über die Rückseite deines Oberkörpers bis hinauf zu deinem Kopf zu gehen. Dein ganzer Körper, vom Scheitel bis zu den Zehenspitzen, ist nun durchflutet von diesem sanften, orangegelben Licht und du bist entspannt, entspannt.

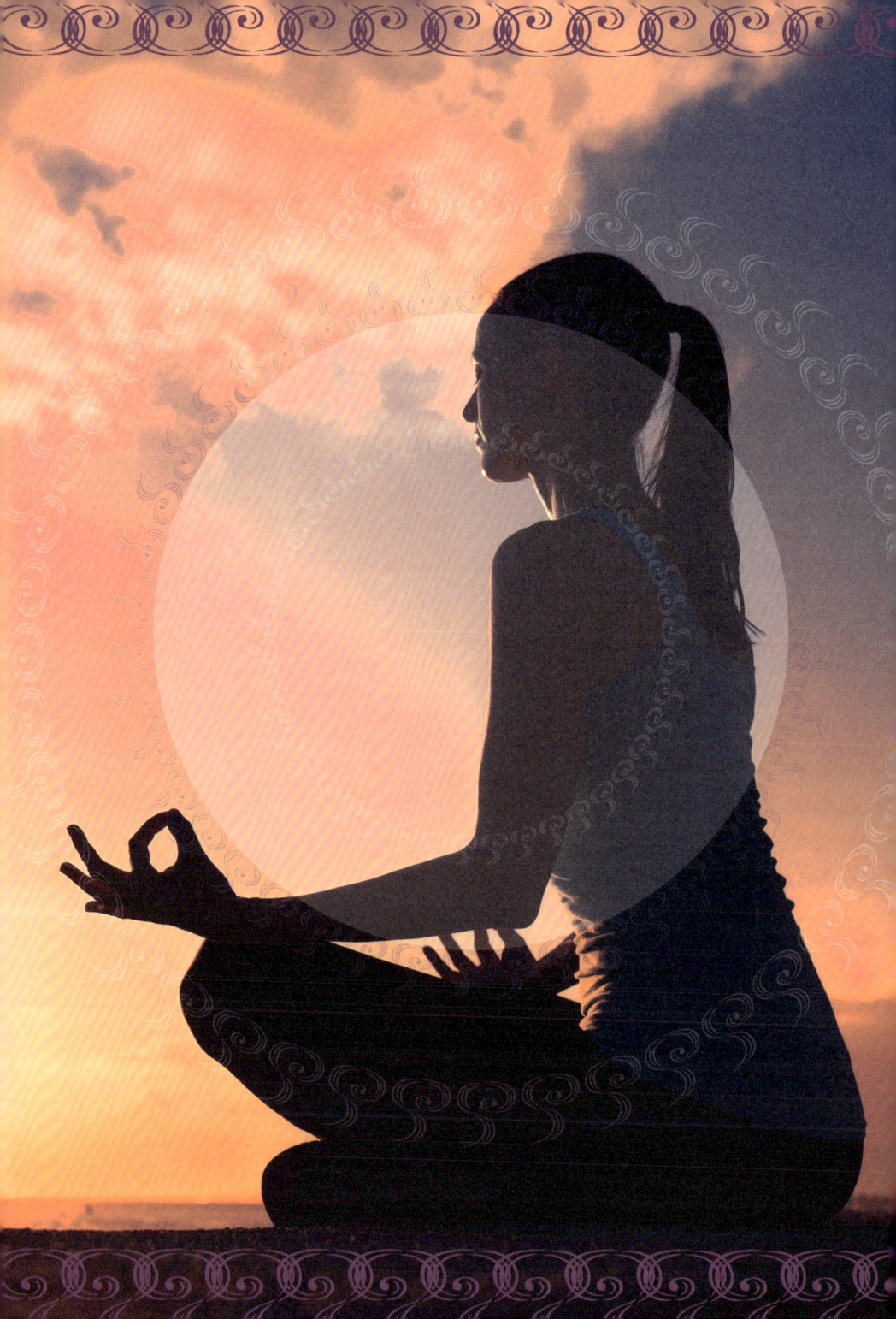

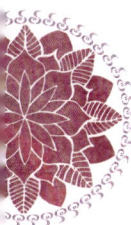

das bin ich

52. sein

- Die Frage nach dem Sein ist tiefsinnig und umfasst unterschiedliche Ebenen. Psychologisch, philosophisch und spirituell.

- Das Sein ist mehr ein Geisteszustand als eine Form, in die du dich aktiv bringen kannst. Dennoch kannst du jeden Tag bewusst viel dazu beitragen, um diesen Zustand erfahren zu dürfen.

- Was hält dich davon ab, wirklich und wahrhaftig zu sein? Du selbst zu sein, ohne etwas vorzutäuschen.

- Ein Faktor ist mit Sicherheit die eigene Identifikation, die wir uns als Individuum zuschreiben. Sei es über unseren Namen, Beruf, Status, über unser Umfeld und viele andere Merkmale, die mit der Tiefe unseres Selbst nicht wirklich etwas zu tun haben.

- Ein weiterer Umstand, der uns von unserem wahrhaftigen Sein entfernt, ist die permanente Ablenkung und Reizüberflutung. Es gibt zu viel von allem. Und dennoch sind wir unzufrieden, suchen und können uns nicht finden.

- Uns ist die Fähigkeit abhandengekommen, gesund zu selektieren und uns auf das Nötigste zu beschränken. Wir überhäufen uns mit Dingen, Tätigkeiten und vermeintlichen Identifikationsmerkmalen und sind trotzdem nicht glücklich. Wie kommen wir aus diesem Kreislauf heraus?

- Es ist der Rückzug, die Mäßigung und das Besinnen. Das Besinnen auf das Wesentliche und Wichtigste im Leben. Das Innehalten und bewusste Wahrnehmen dessen, was uns gerade unser Leben bietet.

- Es ist der Weg der Selbsterkenntnis, der uns hilft, die Aufgaben unseres Lebens und uns selbst besser erkennen, annehmen und verstehen zu können.

- Um irgendwann zu wissen: Das bin ich.

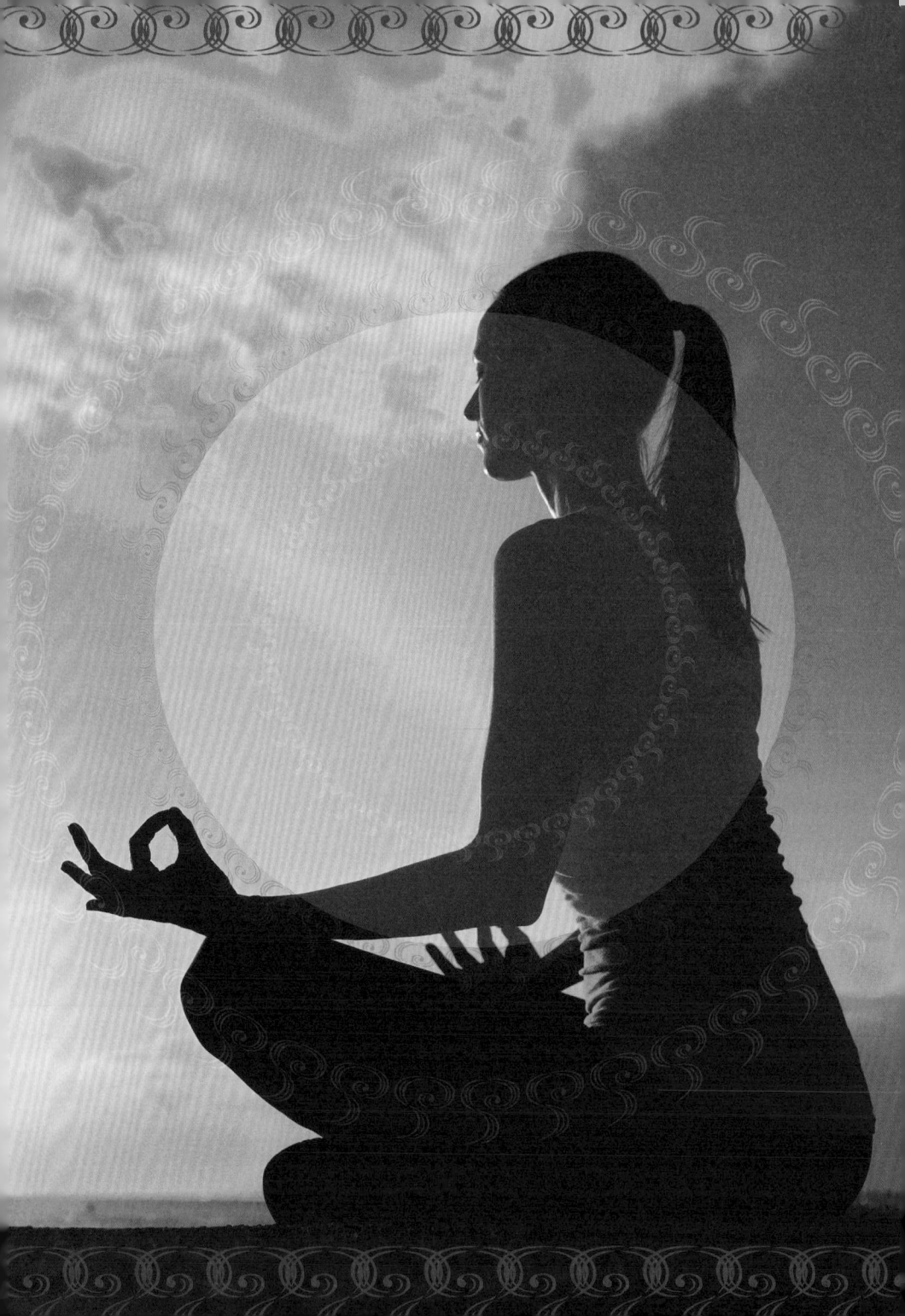

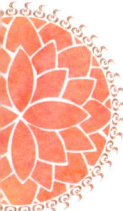

über die autorin

Karin Furtmeier ist ärztlich geprüfte Yogalehrerin und zudem praktizierende Schamanin.

Durch verschiedene Workshops in Indien, Sri Lanka und Europa sowie intensive weiterführende Studien hat sie einen eigenen, ansprechenden und einfachen Yogastil entwickelt: Yosha.

Sie unterrichtet und behandelt seit vielen Jahren weltweit und hat dabei immer die individuelle Betrachtung ihrer Schüler im Blick. Des Weiteren bildet Karin Furtmeier zukünftige Yogalehrer aus. Mit großer Hingabe und Liebe begegnet sie denen, die ihren Weg kreuzen.

Ihr eigener yogischer Weg begann im Jahre 2000. Sie folgt der Tradition von Sri Krishnamacharya und B.K.S. Iyengar.

In München ist sie Betreiberin des Yoga- und Therapiezentrums @peace.

Sie ist Autorin mehrerer Achtsamkeits- und Yogabücher.